ワクチンSOS!

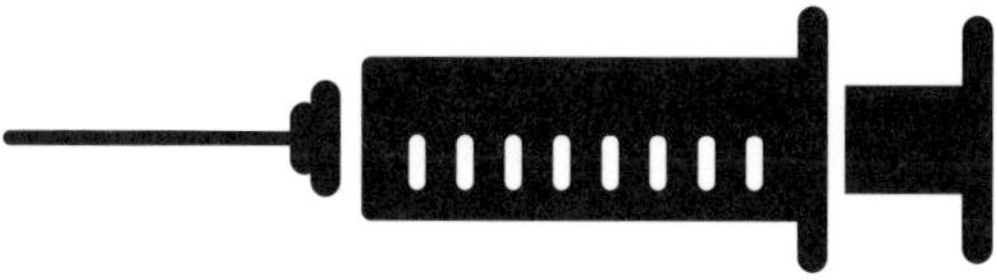

遺伝子組み換え作物の
テクノロジーが
ヒトに試されようとしている!

高橋 徳
医学博士、ウイスコンシン医科大学名誉教授
坂の上 零
はこぶね組合 NAUコミュニティー代表

ヒカルランド

高橋 徳　遺伝子というのは、今日ワクチンを打ったら明日変わるというものではないですから、２カ月先、１年先、ひょっとしたら10年先、あるいは、我々はどうもないけれども、我々の子どもがどうにかなるかもしれない。さっぱりわからない。そこが問題なんですよ。

坂の上零　それでも人間の体内で抗原をつくろうとしているわけですね。それによってどういう異変が人体に起きるか、全く未知数であるということなんです。

高橋　さて、私が考えるDNAワクチンの問題点その1は安全性です。

DNAの指示で人体内で合成されたウイルスの抗原が、人体に悪影響を及ぼさないかどうかということです。極端なことを言えば、人間がコロナ化する危険性があるのではないか。もっと基本的なことを言えば、人体内に全く異質の遺伝子を打ち込むという危険性があります。

坂の上　もし白血球が異物だと認識しなかった場合、どうなるんですか。

高橋　もちろん抗体はできません。有効性はなしです。

坂の上　このDNAワクチンは効かないということになりますね。

高橋　異物として認識できなければ抗体の産生は不可能です。

高橋　問題点その2は有効性です。つまり、本当に抗体が効くのかどうか。コロナウイルスの発症予防に効果があるのかどうかということです。

DNAワクチンというのはコロナウイルスのトゲトゲの部分のDNAを取ってきて人体に注射します。すると、私たちの筋肉内でタンパク質が合成されて、これを抗原として認識すると白血球が抗体をつくるというメカニズムです。

高橋　例えばインフルエンザのワクチンは、未だに鶏卵法でつくられていますし、これまで世界で承認された人間のDNA／RNAワクチンは、つまり遺伝子ワクチンは一切ないんです。
現在開発中のコロナワクチンはほとんど全てが遺伝子ワクチンなんです。これがどうしてかということです。

坂の上　私はそれがすごく恣意的なものだなと感じるんです。

高橋　今までいろんなワクチンがあって、はしかのワクチンとか、ジフテリアのワクチンとか、インフルエンザワクチンとか、子宮頸ガンワクチンとか、子どもにいっぱい打たせているじゃないですか。それらは全部鶏卵法でつくられてきたから、我々はそれなりのノウハウを持っているわけです。鶏卵法でつくったらこれだけいいものができる、あるいは悪いものができる。その経験を一切生かさずに、全くないがしろにしてしまって、突如としてコロナだけはDNA／RNAワクチン。

高橋　これは何か恣意的なものがあるとしか考えられません。

坂の上　コロナ騒動をつくって、コロナワクチンを出すぞ、そしてコロナワクチンはDNAワクチンだぞという一連の筋書きがあって、その筋書きに沿って事が動いてきたのかなというふうにしか思えないぐらい、どこもDNAワクチンしかつくっていない。これはおかしいと思いませんか。

坂の上　今回のDNAワクチンに関しても、ワクチンの強要、ワクチンを打たないと、留学させてやらない、出勤させてやらない、保育園に入れてやらない、飛行機に乗せない、就職もできない、学校にも行けない、こういった社会的な不利益をこうむることから人々をどのように救済していくのかという道筋を準備させていただいています。それが「ワクチンSOS」です。

坂の上　私からすればDNAワクチンは生物兵器ですけれども、なぜこういったものをわざわざ出さないといけないのかという現状について、別の見方から見てみる。つまり、私たちは一体どうやったらこういう地獄社会のようなものを生み出さない社会をつくっていける人間になれるのかというところを掘り下げていきたいと思います。

カバーデザイン　重原　隆
校正　麦秋アートセンター
本文仮名書体　文麗仮名（キャップス）

目次

第1部 コロナDNAワクチンで遺伝子組み換え「人間」がつくられる⁉

Part ②

ＤＮＡワクチンは人間の遺伝子組み換えである！

Part ⑬ 愛のパワー　オキシトシン　208

質疑応答

243

第1部

コロナDNAワクチンで遺伝子組み換え「人間」がつくられる⁉

坂の上零のワクチンSOS！　薬害あって一利なし！
『ワクチンなしでも楽ちんに生きるメソッド』

高橋 徳氏
統合医療　クリニック徳

開催日　2020年11月３日（日）
会場　ヒカルランドパークセミナールーム

Part ① DNAワクチンとは何か!?

おそらくこれからひどい薬害が起こってくるでしょう

坂の上零 今日のゲストは、ウィスコンシン医科大学の名誉教授で医学博士の高橋徳先生です。よろしくお願いします。

それでは先生、自己紹介を。

高橋 徳 私はアメリカでミシガン大学、デューク大学、ウィスコンシン医科大学で合わせて20年ぐらい研究生活を送って、7年前に日本に帰ってまいりまして、名古屋で小さなクリニックをやっています。

私は5年ぐらい前から零さんに注目していまして、憧れの人だったんですが、２年前ぐらいから親しくおつき合いさせていただくようになりまして、今回初めて、２人でいろいろお話ができるということで、非常に楽しみにしてやってまいりました。よろしくお願いします。

坂の上　今日は、第１部では、まさにこれから日本でも接種が始まると思うＤＮＡワクチンとは一体何なのかということを詳しく述べていきます。それで高橋徳先生にお越しいただいたのですが、先生から見て、ＤＮＡワクチンとは一体どういうものなのかということを、詳しく対談してまいります。

薬害エイズ、子宮頸ガンワクチンと来て、今度はＤＮＡワクチンです。ＤＮＡワクチンはまだこれからですが、恐らくひどい薬害が起こってくると私は想定しています。

日本では、薬害ということが、ワクチンによって定期的にもたらされてきました。そもそもワクチンが全て悪者ではなくて、いいワクチンもあるわけです。戦後、衛生環境も整ってなくて病原菌が広がったときに感染を防止するためには仕方がないこともありましたし、実際にワクチンが人を救った事例もあります。

しかし、私がここで言っているワクチンは、ある意味、意図的にと言ってもいいぐらい、定期的に薬害が起こされてきたものです。これが終わると次のワクチン、これが終わると次のワクチンと、どれも政府主導でやった結果、ひどい薬害が起きてきました。

記憶に新しいところでは薬害エイズがありますが、私のワクチン反対歴は非常に長くて、このころからワクチン反対を積極的にやっています。

薬害エイズが落ちついた後、今度は子宮頸ガンワクチンが国家的事業として大々的にキャンペーンされました。ピンクリボン運動までやって、無料にして学校でも打たせたわけです。ガンにならないすばらしいワクチンだということで打った結果、どうなったか。

子宮頸ガンワクチンについては、私の『なぜワクチン薬害が起きるのか』

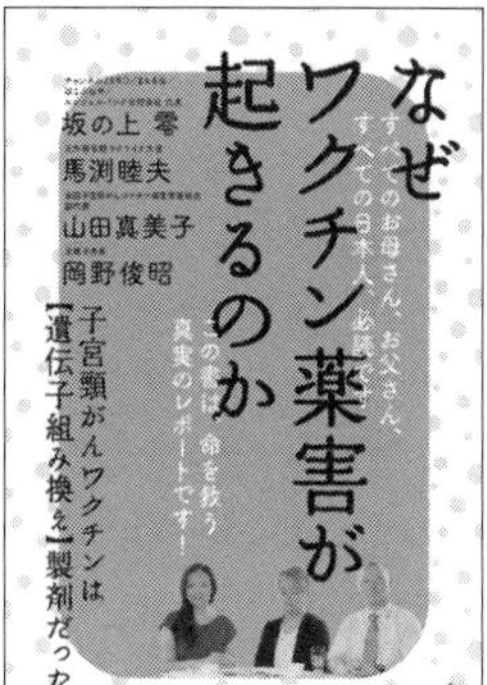

という本にも詳しく書いてありますが、私の場合は、事実を述べるだけじゃなくて、解決法として、ワクチンの断り方も書かせていただいています。軽度、中度、重度、最後は法的措置、ここまでのフルセットで書いてあります。

子宮頸ガンワクチンも多大なる被害を出して、今も解決しておりません。解決していないにもかかわらず、三原じゅん子さんが厚生労働副大臣になられて、なぜかまた積極推奨しようということになってきています。まだ裁判中であるにもかかわらず、そういうことをするのは非常に疑問だと私は思っています。

次に来るのはＤＮＡワクチンです。今日はその話を詳しくやっていきますけれども、ワクチンというのは定期的にやってきて、結果的に多大なる薬害をもたらすことになります。

このような極めて重度な副作用に至るようなワクチンによって日本に薬害をもたらした製薬会社は、武士の情けで企業名は言いませんけれども、アメリカとイギリスの製薬会社が多いです。

DNAワクチンとは何かということをちゃんと理解した上で、打つのか打たないのか、ご自身で決めてほしいということで、1部ではDNAワクチンとは何かというお話をします。

第2部では、なんとかしてワクチンを拒否したいという人のために、解決法として「ワクチンSOS」を提供します。

坂の上零とほかの言論人や先生方との違いがあるとすれば、真実をお伝えするだけじゃなくて、それに対する解決法をちゃんと提供していくのが坂の上零の流儀だということです。

今回のDNAワクチンに関しても、ワクチンの強要、ワクチンを打たないと、留学させてやらない、出勤させてやらない、保育園に入れてやらない、飛行機に乗せない、就職もできない、学校にも行けない、こういった社会的な不利益をこうむることから人々をどのように救済していくのかという道筋を準備させていただいています。それが「ワクチンSOS」です。

そして、究極的な解決法として、ただ単につけ焼き刃のようにワクチ

坂の上　坂の上零とほかの言論人や先生方との違いがあるとすれば、真実をお伝えするだけじゃなくて、それに対する解決法をちゃんと提供していくのが坂の上零の流儀だということです。

ンだけ回避できればいいということじゃなくて、そもそもなんでこういうワクチン薬害が定期的に起こされてきたのか。そして今、ＤＮＡワクチンのような、世界規模で未曽有の被害を生んでしまうかもわからないような恐ろしい、私からすればＤＮＡワクチンは生物兵器ですけれども、なぜこういったものをわざわざ出さないといけないのかという現状について、別の見方から見てみる。つまり、私たちは一体どうやったらこういう地獄社会のようなものを生み出さない社会をつくっていける人間になれるのかというところを掘り下げていきたいと思います。

第2部では、愛情ホルモンのオキシトシンについても触れていきたいと思います。

一般的なワクチンとどう違うのか

坂の上　先生、ＤＮＡワクチンとは一体どういうものなんでしょうか。

高橋　まず、通常のワクチンはどんなふうにつくられているのでしょうか。鶏卵法と言いまして、ウイルスをニワトリの卵に接種して、卵の中でウイルスを培養して数をふやします。このままでは非常に毒なので、これを弱毒化または不活化して、生ワクチンまたは不活化ワクチンとして使用します。これが従来の一般的なワクチンのつくり方です。

坂の上　つまり、卵で培養するんですね。

高橋　そうです。そのまま打ったのでは毒なので、毒の成分をなるべく弱くして、抗原性、つまりウイルスの特徴だけを注射して体内で抗体をつくるのが、今までの通常のワクチンです。

「薬事日報」という新聞に、今年の7月17日、こんな記事が出ました。「国内初となる新型コロナウイルスワクチンの臨床試験が大阪市で実施される」。その記事の内容は、「新型コロナウイルス予防ワクチンは、大阪大学が中心となって開発を進めている。このワクチンは、DNAを人に投与する注射剤で、人体の中でDNAからコロナウイルス蛋白質（抗原）が合成され、免疫が誘導される仕組みである。3月までにワクチン自体は完成しており、非臨床での動物へのワクチン投与で抗体価の上昇も確認されている。大阪市立大病院で開始する第Ⅰ／Ⅱ相試験は、健康成人を対象に治験薬の安全性、免疫原性の評価を実施。目標症例数は30例で、予定試験期間は2021年7月31日までとしている」というものです。

そこで、DNAワクチンというのはどうやってつくるのかということを簡単にお話しします。

コロナウイルスというのは、表面にトゲを持っています。コロナウイルスに特有のトゲの部分の抗原のDNA（遺伝子）を抽出して、それを精製してワクチンをつくります。

坂の上 トゲトゲの部分からDNAを抽出するんですね。

高橋 そうです。

坂の上 何のDNAを抽出するんですか。

高橋 トゲトゲの部分をコードしている遺伝子です。

坂の上 つまり、トゲトゲの部分からウイルスの遺伝子を抽出するんですね。

高橋　トゲトゲの部分は非常に特徴的なので、これを取ってまいります。

坂の上　トゲトゲの部分から、コロナウイルスのDNAを取る。これがDNAワクチンと言われるものの語源になっているんですね。

高橋　そうです。このDNAをヒトの肩の筋肉に注射します。そうすると、このDNAに反応して、その指示でヒトの筋肉細胞が抗原を合成して、コロナの抗原が人間の体の中にできます。

坂の上　筋肉じゃないとダメなんですね。

高橋　筋肉のほうがいいみたいですね。

坂の上　血管じゃダメなんですか。

高橋　血管じゃダメ。筋肉に打つと、コロナの抗原ができます。

その次は、このコロナの抗原、いわゆるタンパク質に対して白血球が集まってきて抗体をつくります。これでコロナウイルスに対する防御体制、いわゆる免疫システムが確立します。ここにコロナウイルスが侵入してくると、この抗体とウイルスが結合して、ウイルスを非活性化させる。つまり、ウイルスをやっつけてしまうということです。これが一般的に言われているDNA(遺伝子)ワクチンがコロナに効くメカニズムです。

さて、鶏卵法とDNA法の違いです。鶏卵法では、不活化あるいは弱毒化したウイルスの抗原を注射して、そのウイルスに対して白血球が抗体をつくります。

坂の上 白血球が抗体をつくるというのはどういうことなんでしょうか。一般の人にわかるようにご説明いただけますか。

高橋 ヒトの体にウイルスや細菌などの異物、つまり抗原が入ってきたら、それを認識して体の外に排除しようとします。そのために、異物を認識すると白血球が抗体というのをつくるわけです。その抗体とウイルスあるいは細菌とがくっついて、それを不活性化させてしまう。これが抗原抗体反応で、外から入ってきたいろんな異物に対して反応します。これは自己免疫力と言ってもいいです。

坂の上 つまり白血球は外から入ってきた異物を不活性化して、人体を守ってくれているということですね。

高橋　そういう反応がちゃんとあるわけですね。それを応用して、ウイルスの毒性を弱くしたウイルスをつくって、それに反応させて抗体をつくるというのが、鶏卵法でつくられた従来のワクチンです。

坂の上　毒性を弱くしたウイルスを注射して抗体をつくって、それによって侵入してきたウイルスを不活性化するという原理なんですね。

高橋　そういうことです。

坂の上　これに対してDNA法というのはどういうものなんでしょうか。

高橋　これは、精製したコロナウイルスのDNAを接種して、そのDNAの指示で人間の筋肉細胞内でコロナウイルスの抗原がつくられるわけです。

坂の上　DNAが、コロナウイルスの抗原をつくれと指示するんですね。

高橋　そうです。

坂の上　それは意図的にしなくても？

高橋　それを注射したら、体がそういうふうになるわけです。コロナウイルスの抗原ができたら、そこに白血球が集まってきて抗体が作成されます。

簡単に言えば、DNA法では、我々の体の中でコロナウイルスの抗原と抗体の両方がつくられるということです。

DNAあるいはRNAの遺伝子法と鶏卵法について簡単にまとめてみます。抗体の作成はどちらも人体内ですが、抗原の作成が、鶏卵法では卵の中ですが、遺伝子法では我々の体内だということです。

技術的には、製造期間が鶏卵法では大体6~8カ月かかりますが、遺伝子法では6~8週間と短くて済みます。製造量は、鶏卵法では少ない量しかできませんが、DNA法では多くのワクチンができます。

以上のことから、従来の鶏卵法はパンデミック向きではないとの理由でDNA法が開発されつつあるのが現状です。

坂の上　それは時間がかかるからですね。

高橋　時間がかかるし、つくれる量が少ない。今、パンデミックで大変なので、早いとこワクチンをつくってみんなに打たなくちゃいけないという理由で、あえてDNA法が開発されているということです。表向きにはね。

坂の上　鶏卵法が支持されていないのは、DNA法に比べて製造に時間がかかることと製造できる量が少ないからで、ということは、より簡単に、よりスピーディーに大量のワクチンをつくりましょうということなんですね。

高橋　端的に言えば、そういうことです。

一般的に考えられているDNAワクチンの利点ですが、1つ目は、DNA／RNAワクチンは、危険な病原体を一切使用せず、安全かつ短期間で製造できる。

2つ目は、対象とする病原体のタンパク質をコードする遺伝子、すなわちDNAあるいはRNAを接種することで、病原体タンパク質を体内で生産し、病原体に対する免疫を付与する。

3つ目は、今まで鶏卵法でつくられてきた弱毒化ワクチンや不活化ワクチンと異なり、病原を全く持たないために安全である。このように言われています。

さて、私が考えるDNAワクチンの問題点その1は安全性です。

DNAの指示で人体内で合成されたウイルスの抗原が、人体に悪影響を及ぼさないかどうかということです。極端なことを言えば、人間がコロナ化する危険性があるのではないか。もっと基本的なことを言えば、人体内に全く異質の遺伝子を打ち込むという危険性があります。

坂の上　人間がコロナ化するというのは、具体的にどういう症状、どういう現象になって現れますか。

高橋　それはわかりません。

坂の上　未知数ですよね。つまり、何が起こるか全くわからないんです。

高橋　遺伝子というのは、今日ワクチンを打ったら明日変わるというものではないですから、2カ月先、1年先、ひょっとしたら10年先、あるいは、我々はどうもないけれども、我々の子どもがどうにかなるかもしれない。さっぱりわからない。そこが問題なんですよ。

坂の上　それでも人間の体内で抗原をつくろうとしているわけですね。それによってどういう異変が人体に起きるか、全く未知数であるということなんです。

高橋　問題点その2は有効性です。つまり、本当に抗体が効くのかどうか。コロナウイルスの発症予防に効果があるのかどうかということです。

ＤＮＡワクチンというのはコロナウイルスのトゲトゲの部分のＤＮＡを取ってきて人体に注射します。すると、私たちの筋肉内でタンパク質が合成されて、これを抗原として認識すると白血球が抗体をつくるというメカニズムです。

先ほどちょっと言いましたが、抗原抗体反応というのは、体内に侵入してきた細菌なりウイルスなりの異物を排除するという、我々が本来持っている防御反応です。ところが、ＤＮＡの指示で私たちの筋肉細胞がつくったタンパク質を、白血球が果たして異物と認識できるかどうか。これは基本的かつ重大な疑問なんです。

坂の上　もし白血球が異物だと認識しなかった場合、どうなるんですか。

高橋　もちろん抗体はできません。有効性はなしです。

坂の上　このＤＮＡワクチンは効かないということになりますね。

高橋 抗原抗体反応というのは、体内に侵入してきた細菌なりウイルスなりの異物を排除するという、我々が本来持っている防御反応です。ところが、ＤＮＡの指示で私たちの筋肉細胞がつくったタンパク質を、白血球が果たして異物と認識できるかどうか。これは基本的かつ重大な疑問なんです。

高橋　異物として認識できなければ抗体の産生は不可能です。いくらウイルスの抗原だとしても、自分の筋肉細胞がつくるんですよ。自分自身がつくり出したものに白血球が寄ってきて、これはよそから入ってきた異物だと、どうやって認識できるのか。頭で考えたらわかりますよね。でも、つくっている人たちは、異物だと認識できるとおっしゃっているんでしょうね。だけど、抗体がちゃんとできるかどうかは、しっかり検証してもらわないと困るということですね。

坂の上　卵を温めているときに卵を取ろうとすると、親鳥は卵を守ろうとして攻撃してきます。しかし、親鳥がいないときに別の鳥の卵を巣に入れておくと、その卵を自分の子と認識して温めて、ちゃんと守るんです。その卵がふ化して、明らかに自分の子じゃなくても、親鳥はわからずに育てていくわけです。

白血球が異物とわからないかどうかわかりませんが、やはり自分の中で培養しているものですから、誰がどう考えても、異物と認識するかどうかは極めて疑わしいのではないかと思います。

高橋　いくらウイルスの抗原だとしても、自分の筋肉細胞がつくるんですよ。自分自身がつくり出したものに白血球が寄ってきて、これはよそから入ってきた異物だと、どうやって認識できるのか。頭で考えたらわかりますよね。

高橋　抗原として認識できなければ、抗体はできないということになります。

坂の上　つまり、DNAワクチンは効かないということになります。

高橋　もう一度言いますと、安全性は非常に問題であるということと、有効性は、効くか効かないかよくわからないということが言えます。

坂の上　じゃ、やめろよという話で、この時点で終了という感じですけどね。

高橋　免疫生物学がご専門の徳島大学医学部の大橋眞名誉教授は、一連のコロナ騒動が起こってから半年間で、いろんな観点からコロナのことについてユーチューブで発信されていますが、最近、DNAワクチンの危険性について彼なりに批判されています。

　1つは、DNAの代謝経路が不明である。それから、DNAが体内に長期間残留したら何が起こるか、やってみ

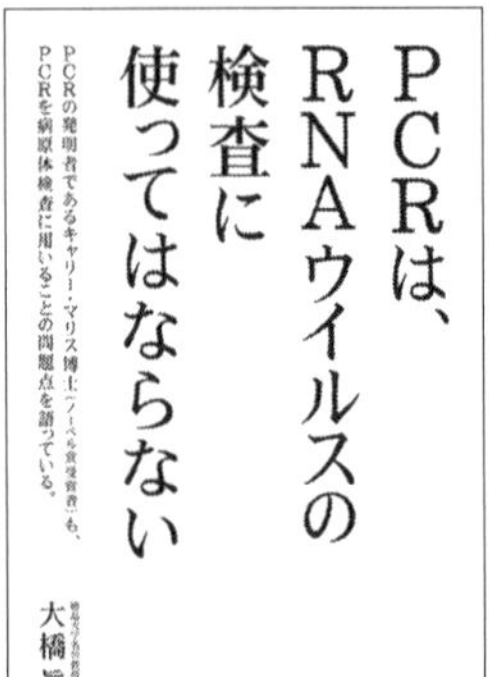

高橋　免疫生物学がご専門の徳島大学医学部の大橋眞名誉教授は、一連のコロナ騒動が起こってから半年間で、いろんな観点からコロナのことについてユーチューブで発信されていますが、最近、ＤＮＡワクチンの危険性について彼なりに批判されています。

１つは、ＤＮＡの代謝経路が不明である。それから、ＤＮＡが体内に長期間残留したら何が起こるか、やってみないとわからない。

ないとわからない。そして、自然にないものを人間の細胞に入れ込むことは、自然の摂理を超えている。こんなことは、別に学者じゃなくても人間誰でも思うことです。

坂の上　人間が遺伝子組み換えされているわけですからね。

高橋　彼はこんなことまで言っています。「こんな危険なDNAワクチンを使わなければならないほど、コロナウイルスは有害なのか？」。こういう基本的な疑問も呈されています。

坂の上　コロナウイルスがどれだけ有害かというと、皆さん、致死率はたったの０・14％ですよ。

高橋　私もよく言うんですけれども、日本で去年までインフルエンザで死亡した人は、毎年大体３０００人から４０００人なんです。インフルエンザでそれだけ死んでいるのに、皆さん、怖いと思いましたか。誰も怖いと思わなかったでしょう。

ところが、今年、コロナは怖い、怖いと言いながら、何人死んでいますか。１７８０人（２０２０年11月３日現在）ですよ。それだけ考えて

高橋 彼はこんなことまで言っています。「こんな危険なＤＮＡワクチンを使わなければならないほど、コロナウイルスは有害なのか？」。こういう基本的な疑問も呈されています。

坂の上 コロナウイルスがどれだけ有害かというと、皆さん、致死率はたったの0.14%ですよ。

も、どっちが怖いかと言ったら、私はインフルエンザのほうが怖いですよ。

坂の上　その1700人も、コロナで死んでいるかどうか疑わしい人も含めての数字です。本当にコロナで亡くなった人はもっとグーンと減って30人とか40人のレベルだという説もあります。

高橋　これだけ大騒ぎしてDNAワクチンを早急に開発してやらなければいけないほど切迫した問題なのかという基本的な疑問がありますよね。

坂の上　それにしても、今、世界中で狂ったようにDNAワクチン開発に走っているじゃないですか。東大、京大、阪大はもちろん、各有名大学は全てそうです。これはなぜでしょうか。開発費や研究費に結構なお金が流れているからやっているとしか思えないんですけれども、その辺は先生はどのようにお考えになりますか。

高橋　それはちょっと後で。

坂の上　はい、わかりました。

高橋　朝日新聞デジタルに「DNAワクチン、進むヒトでの臨床試験」

という記事が載っていたんですが、それは、実際に犬とか馬とかニワトリとかサケでは特殊な病気に対して実用化されているDNAワクチンはあるけれども、ヒトでは実際に使われているDNAワクチンは一切なくて、未だに研究中なんですね。

例えばインフルエンザのワクチンは、未だに鶏卵法でつくられていますし、これまで世界で承認された人間のDNA／RNAワクチンは、つまり遺伝子ワクチンは一切ないんです。

厚労省のホームページに載っている「コロナワクチン開発の進捗状況」によると、国内では阪大がDNA、東大がRNA、海外ではアメリカのファイザー社がRNA、イギリスのアストラゼネカ社は遺伝子ワクチンの一種のウイルスベクターワクチンとなっています。つまり、現在開発中のコロナワクチンのほとんど全てが遺伝子ワクチンなんです。これがどうしてかということです。

坂の上　私はそれがすごく恣意的なものだなと感じるんです。なんでみんな申し合わせたかのように、あるいは、その計画があったかのように、遺伝子ワクチンしかつくらないのか。世界中の有名大学が、どうしていきなりDNAワクチンしか研究しないのか。ほかの方法をなぜ研究しないのかということです。

高橋　今までいろんなワクチンがあって、はしかのワクチンとか、ジフテリアのワクチンとか、インフルエンザワクチンとか、子宮頸ガンワクチンとか、子どもにいっぱい打たせているじゃないですか。それらは全部鶏卵法でつくられてきたから、我々はそれなりのノウハウを持っているわけです。鶏卵法でつくったらこれだけいいものができる、あるいは悪いものができる。その経験を一切生かさずに、全くないがしろにしてしまって、突如としてコロナだけはDNA／RNAワクチン。

それも、2020年の1月から始まった騒動でしょう。この数カ月の間に遺伝子ワクチンをつくって、さあやろう。これは何か恣意的なものがあるとしか私は考えられません。

坂の上　コロナ騒動をつくって、コロナワクチンを出すぞ、そしてコロナワクチンはDNAワクチンだぞという一連の筋書きがあって、その筋書きに沿って事が動いてきたのかなというふうにしか思えないぐらい、DNAワクチンばかりが多すぎます。これはおかしいと思いませんか。DNAワクチンをつくりたくてつくっているというよりは、研究することが決まっていてやっているとしか見えないわけです。

もちろん、タダでやっているわけではありません。大学にはたくさんの研究費、補助金がそのために流れていると思います。

Part ② DNAワクチンは人間の遺伝子組み換えである！

高橋　遺伝子組み換え食品というのがあるでしょう。この技術はもう確立されていて、代表的なものは大豆やトウモロコシですが、いろんな遺伝子組み換え食品があふれています。

例えば、普通のサケの数倍の大きさのサケ、あるいは6本足のニワトリが既につくられていて、1羽のニワトリからふつうは2つしかとれないはずのものが6つとれるんです。

坂の上　はこぶね組合の中部コミュニティーに倉庫で働いている男の子がいるんですが、フォークリフトで荷物を運んでいるときにガタッと落ちて中身のニワトリが出てきて、それを見たら足が8本あったので、びっくりして青ざめてしまった。でも、それが解体されてスーパーに並んだらわからないんですよ。缶詰になったり焼き鳥になったら、なおさらわからない。そういうものが既に日本国内に流通しているということです。

しかも、国産として流通している。我が国ではゲノム編集は遺伝子組み換えではないということになったから、表示義務がないんです。だから、何の表示もなく、こういう魚や家畜の肉が出回っているということです。安いものは、大体これになりつつあります。特にサケは、もう天然物のほうが少ないんです。ほとんど売ってない。今、お寿司屋さんでサケを頼むと、既に遺伝子組み換えのサケですよ。細胞の数は変わらないけれども、ビューンと膨らませるんです。だから、身が締まってなくて、色も赤じゃなくてオレンジ色っぽくなっている。

一事が万事、全ての食品が遺伝子組み換えになろうとしています。今はタネにまで及んでいて、絶滅した原種や固定種もいっぱいあります。NAU《ナウ》では、それをなんとか栽培して保持していこうと思っていますが、世の中の流れが遺伝子組み換えに向かっていて、今は食だけではなくて

高橋　新型コロナの遺伝子ワクチンは、今まで野菜とか動物で培ってきた遺伝子組み換えの技術を使って、全く異質の人間をつくろうとしているのではないか。野菜や動物でできた技術を、誰かが人間に応用しようとしても不思議ではないと思います。

医療も遺伝子組み換えで、ワクチンもそうなってきたということです。

高橋 遺伝子組み換えで、筋骨隆々たる牛や豚もできています。

新型コロナの遺伝子ワクチンは、今まで野菜とか動物で培ってきた遺伝子組み換えの技術を使って、全く異質の人間をつくろうとしているのではないか。これはうがった見方かもしれませんが、今の遺伝子組み換えの技術はそこまで進歩していますから、そういう可能性もあるということです。野菜や動物でできた技術を、誰かが人間に応用しようとしても不思議ではないと思います。

坂の上 例えば野菜でも穀物でも、見た目が変わらないと人間は理解できないじゃないですか。でも、見た目は同じで、むしろ見ばえはすごくよくても、中身が本当の野菜や穀物と全く違ってしまっているのが遺伝子組み換えなんです。遺伝子組み換えというのは、外見は同じだけれども中身が全然違うというものをつくり出しているんですね。かつて地球上になかったもの、天がつくったものじゃないものを人間が科学技術で勝手につくっているわけです。

今、これを研究所の中で動物にもやっていて、別の種の遺伝子を交配させるんですね。これは本当にあるんですけれども、例えば白身の魚にホタルの光合成の遺伝子を入れて光る魚をつくって、アメリカでは光る寿司というのを提供したりしています。

それから、ヤコブ病や狂牛病といったとんでもない怖い病が家畜たちに広がっていったのも、大きく分けて2つの原因があるんです。1つは、同種のものをエサとして与える。もう1つは、違う生物の遺伝子と交配させて培養して、全然違う生物をつくる。例えば、動物とか魚だったら本来の大きさの3倍ぐらいに大きくするとか、植物だったら、芽が出ないようにするとか、実がもっと大きくなるとか赤くなるとか、いろいろできるわけですね。そういう研究の過程でヤコブ病とか狂牛病というのも出てきているわけです。

でも、今までこういうことは人間には禁止されているので、中国以外の国ではやったことがありませんでした。でも、今回のコロナで一気にガラッと変わってしまって、遺伝子組み換えワクチンがつくられています。

人間の遺伝子組み換えが研究されていくと、人間に別の生物の遺伝子を入れて培養して、新しい何がしかの生物をつくっていく。つまり、人間が人間ではなくなる可能性があります。

遺伝子組み換えワクチンを打った女性が妊娠して出産するかもしれません。そのときに果たしてまともな赤ちゃんを産めるのか。そういったことも考えたら、極めて恐ろしいことになるんじゃないか。次の世代が、果たして人間を産むのか怪しくなってくるような危険性を大いにはらんでいます。

ですから、遺伝子組み換えの研究は非常に重要だとは思いますけれども、遺伝子の配列を変えたり、別の遺伝子と組み合わせて地球上になかった生命体をつくったり、あるいはゲノム編集のようにほかの遺伝子と自分の遺伝子を交配させなかったとしても、遺伝子をいじくり回して全然別の機能をつくったりすることは、どこかで法律をつくって歯止めをかけていかないと、人間が少なくなってゾンビばっかりとか、怪獣ばっ

坂の上　遺伝子組み換えワクチンを打った女性が妊娠して出産するかもしれません。そのときに果たしてまともな赤ちゃんを産めるのか。そういったことも考えたら、極めて恐ろしいことになるんじゃないか。次の世代が、果たして人間を産むのか怪しくなってくるような危険性を大いにはらんでいます。

かりとか、人間由来の人間じゃないものをたくさん産んでしまう可能性があります。人間だけではなくて、ほかの生物も全て。たぶんこれは人類の終わり、地球の終わりに近づく大きな一歩になるんじゃないかと思います。

これは医学的な知見じゃなくて私の意見ですが。

高橋　すごく過激なことをおっしゃいましたけれども、実はこういうことを言っているのは零さんだけじゃないんです。例えば、ずっとワクチン開発にかかわってきたアメリカ人の女性医師が、これは危険だということをユーチューブで何回も何回も発信していて、そのたびに削除されています。

彼女が何と言っているかというと、「組み換えRNA・組み換えDNA技術は、人の体に永続的な未知の遺伝子的変化を引き起こすでしょう。一度、DNAが変化してしまったら、その人は永遠に、一生、その変化とともに生きていくことになるのです。残りの人生において彼らが誰であるのか、誰にもわかりません。後戻りはできないのです。『ワクチン

高橋　「タダだから1回だけ打ってみようと思って打ちました。でも、その1回だけであなたの体がこれから先、どんどん変わっていく可能性があるんです。例えば、もしあなたが子どもをつくったときには、その子どもにどんな変化が起こるか、さっぱりわからない」

を打ったけど効かなかった』『もう二度とやらない』では済まないのです。やるか、死ぬか? という問題です」。

「タダだから1回だけ打ってみようと思って打ちました。でも、その1回だけであなたの体がこれから先、どんどん変わっていく可能性があるんです。例えば、もしあなたが子どもをつくったときには、その子どもにどんな変化が起こるか、さっぱりわからない」

このようなことをアメリカのワクチン研究の第一人者の女性医師が言っているんです。

キャリー・マディの警告（ユーチューブより）

新型コロナウイルスのDNAワクチンについて

世界は今、困難な状況の中にありますが、皆さんが健やかに毎日を過ごせることを願い、この動画をお届けしています。

日々変化する時代の中では、一体どの情報を信じればいいのかわからなくなっているかもしれませんね。私たちのグループでは、自分たちが持っている情報や知識を共有することで、皆さんに安心して、自分の意見を言えるようになってほしいと思っています。

そして、すでに声を上げ、自らの考えを投稿している多くのメンバーがいることを誇らしく思っています。どんなに些細なことでも、少しずつだとしても、役に立っています。ありがとうございます。

今回は新型コロナウイルス感染症（COVID－19）のワクチンについてお話しします。この情報は緊急性が高いため、私の言うことを真剣に受け止めてほしいと思っています。ワクチンの研究は私にとって新しい分野ではありません。少なくとも20年間はワクチンについて研究をしてきたので、この分野にはとても精通しており、熱意を持っています。

これから話をするにあたり、どんなことでも、何か気づいたことがあれば、SNSを通じて友人や家族にシェアしてください。私Facebookにはイライラさせられることもあるかもしれません。私もすぐにページを閉じてしまうことがあります。ですが、決してネガティブなことばかりではありません。今は皆さんが情報を拡散し、発信することで変化が生まれるのです。先に言っておきますが、私はいかなる企業や団体を代表しているわけでも、お金を受け取っているわけでもありません。これから述べることは個人的な発言で、診断や治療に関する情報を提供することを目的としていません。何か症状がある場合には、かかりつけの医師にご相談ください。

改めまして、私はキャリー・マディといいます。内科医で、整体の訓練も受けています。

ワクチンの話を始める前に、まずは皆さんに、人生の選択における最も重要な質問を投げかけたいと思います。それは「人間であるとは、何を意味するのか？」という質問です。

この問いかけは、この先もたらされる「ワクチン」に関する非常に重要な質問になると思います。動画ではまず基本的な事実、私たちがメディアの報道に注意を奪われている間に何が起こっているのかをお話しし、最後に結論をお伝えします。なお、私が提示する参考資料のいくつかは、あなた自身も参照できるような情報です。

では、はじめに、いくつかの情報を整理しましょう。私たちの体にはDNAがあります。DNAはらせん構造になっていて、このらせんを伸ばすと100億マイルにもなります。このDNAには、35000テラバイトのデータ、高解像度の動画であれば約3500万時間分にも相当する情報が含まれています。

ヒトの細胞株が特許を取られる⁉

生命の青写真であるDNAには、生物の設計図、体の機能、成長、再生、思考、記憶などが記録されています。またDNAはコンピュータのプログラミングコードともよく似ています。詳しい方はご存じだと思いますが、このパターンやコードに小さな変化を加えるだけでも非常に大きな影響があるのです。

また、ゲノムや遺伝子の中に、余計なものを加えること、一部を取り除くことで欠損部分を作ること、移転することもできます。つまり、ゲノムのある部分を取り出して別の場所に入れたり、反転させたりすることも可能だということです。

さらに、別の合成物や別の生物のゲノムを取り出して、ヒトゲノムの一部を切り取ったところに入れることもできます。遺伝子コードはこのように書き換えることができるのです。

言ってみれば、ソフトウェアのプログラムを書くのと同じことです。では、そのコードをどのくらい書き換えたら、人間ではなくなってしまうのでしょうか？

皆さんが何が起こっているか知っていようと、そうでなかろうと、法的にも倫理的にも、これは議論すべき非常に重要なことです。

なぜなら〝彼ら〟は今年中にこの技術を普及させようとしているからです。これは、人工細胞株、合成細胞株、遺伝子組み換え細胞株として知られることになるでしょう。さまざまな言葉が使われることになるでしょうが、何を言っているか理解するためにも、きちんと専門用語を知っておく必要があるかもしれませんね。

特許について言うと、自然や自然由来のものは特許を取得できませんが、人工的なもの、人工的に改変されたものは特許を取得することができます。

その例がモンサントです。モンサント社は種子の遺伝子組み換えを行っています。ですから本来の自然の産物とは異なる作物が作られています。スーパーで売られているトウモロコシやトマトなどを見ても同じように見えるかもしれませんが、実は違うものなのです。遺伝子に変更が加えられており、外見は同じように見えても中身は違うのです。

つまり、品種をコントロールし、所有しているのです。本来、野生種、自然の生産物であれば、特許を取得することなどできるはずがありませんが、モンサント社は作物の特許を取得しています。

同じように、遺伝情報の変換や遺伝子組み換えによって、私たちが特許を取られる可能性がある、ヒトの細胞株が特許を取られる可能性もあるわけです。

そして、特許を取得するということは、所有者が必要となるわけです……。私が何を言おうとしているか、わかっていただけるでしょうか？

もし人間のＤＮＡが他の種の遺伝子で改変されたら何が起きるでしょうか？　私たちはそれでも人間と言えるのでしょうか？　それとも、これをトランスヒューマニズム（新しい科学技術を使って人間を前例のない形で進化させようという思想）とでも呼ぶのでしょうか？

そして、もし私たちのＤＮＡやゲノムが改変され、特許が取得され、所有されることになれば何が起こるでしょう？

モンサント社の種と同じ専門用語が使われている

これはＳＦ映画やはるか未来の出来事について話しているのではありません。今、現在起こっていることなのです。

こうした技術は、組み換えＤＮＡや組み換えＲＮＡ技術と呼ばれ、

COVID－19ワクチンのために提案されているものです。コロナウイルス（COVID－19）のワクチンは、私たちを遺伝子組み換え生物に変えてしまう設計がされているのです。モンサント社の種に使われている専門用語と同じ用語が使われているのです。この意味がわかりますか？

この組み換えDNA技術を支えている筆頭がイノヴィオ社で、ゲイツ財団やグラクソ・スミスクライン、サノフィといった製薬会社から支援を受けています。

そして今はモデルナも参入していますが、こちらもゲイツ財団の支援を受けています。さらに付け加えると、このタイプのDNAワクチンは、これまで一度も人間に使用されたことがありません。もう一度言いますよ、よく聞いてください。これまでにただの一度も「ヒトには使われたことがない」のです。誰ひとりとして使ったことのないものを、私たち全員に打とうとしているのです。

ワクチンの臨床試験は、私がこれまで見たことがないどころか、予想すらしていなかったほどの勢いで加速しています。動物実験をスキップして、直接、臨床試験（ヒトを対象とした試験）に移行しているのです。

しかし、彼らは正しい科学的方法論に全く則っていません。FDA（米食品医薬品局）の承認を受けるために必要な、あらゆる治療のゴールドスタンダード（形態や手順、結果を比較・評価するときの判断基準）であるプラセボ対象無作為化試験を、どのワクチンでも行っていません。

誰にとっても安全なのか、有効なのかを確認するための科学的なプロトコルにも従わず、それについて知ろうともしないで、私たち全員にワクチンを打とうとしているのです。

しかもワクチン製造業者は製造物責任を免除されていることがほとんどです。つまり、ワクチンによって発作や麻痺などを起こしても、責任を負わないということです。彼らは無作為化比較試験も免除されています。COCID‐19ワクチンはすでにそうなっていますが、最近では他のワクチンでも同じやり方が適用されているようです。「MMRワクチン（おたふく・麻疹・風疹の三疾病を一度に予防する混合ワクチン）を受けているのだから、わざわざそんな試験は必要ないだろう」というのが彼らの答えです。「だけど、少し手を加えているでしょう？」と聞いても「まあ同じようなものだよ」と言うのです。

一体、何を考えているのでしょうか？ ちょっとした変化が大きな違いを生んでしまうのに……信じられません。さらに言えば、こうしたワクチンについて、彼らが言うような効果が本当に出ているかどうか証明することさえも免除されているのです。ワクチンが抗体を産生しているといったことだけを証明すればいいのです。

だけど、いいですか？ 抗体を持っているからといって、免疫があることにはなりません。確かな効果はわかりません。集団の中で本当に効果があるかまではわからないのです。真の研究、正しい研究であれば、実際に集団の中で効果があることを示せるはずです。

彼らは「時間がない」という理由でそれをしていません。ということは、まったく効果がないかもしれないのです。だとしたら、皆にワクチンを打とうとしている目的は何でしょうか？

これまでのワクチンはガン細胞（堕胎した胎児の細胞株）を使っている！

ワクチンについて知るべきもうひとつの重要な事実は、多くのワクチンが１９６０年代に堕胎した胎児（14週の男児の肺組織）の細胞株、ＭＲＣ－５を使用しているということです。これは「不死化細胞株」と呼ばれています。不死化とは、死なないということです。

つまり、この細胞は、アポトーシス（細胞が自然に死んでいくこと）を経る能力を失った細胞であり、死のプロセスを経ることをできない細胞のことをガンと呼びます。これが「ガン」の定義です。

つまり彼らは「ガン細胞」を使っていることを気づかれないよう、

様々な言葉を使っているのです。

堕胎した胎児の細胞は「二倍体細胞」とも呼ばれています。他にもいろいろな言い方がありますが、成分表を見たときに、彼らの使いそうな用語を主に二つ挙げました。これらのガン細胞を使ったワクチンには、MMR、麻疹、おたふくかぜ、風疹、水疱瘡、帯状疱疹、A型B型肝炎、ポリオワクチンなどがあります。

私がこのような話をすると、「あなたの言っていることは空想だ」「そんなことあるはずがない、ありえない」「私たちは政府を信頼し、製薬会社を信頼し、ビル・ゲイツを信頼しています」「あなたは間違ったことを言っている」などと言われます。

だけど、私は伝えたいのです。本当にたくさんの医師や研究者が長年にわたってこの情報を公開しようとしてきましたが、いずれも何らかの方法で黙殺されてきたのです。私の同僚の多くも世の中の皆さんに伝えようとしてきました。私自身も最善を尽くしています。ですから私たちは、一般の皆さんに情報を公開しようとしたのです。

ですが、金銭が関わると難しいですね。ご存じのように、メディアはコントロールされています。だから医療従事者や研究者たちが声を上げる機会があまりに少ないのです。見かけることもあるかと思いますが、決して多くはありません。言論の自由があるとは思えない状況です。

マイコプラズマ肺炎菌がワクチンに包まれている⁉

話を先に進めましょう。

イタリア政府とコルヴェッラと呼ばれる科学者のグループによるイタリアの報告書は、私が先に挙げたいくつかのワクチンについて「これらのワクチンは発ガンを促進させる可能性がある」と述べています。つまり、ガンのリスク増加、突然変異誘発のリスク増加、あるいは遺伝子変異のリスクが増加するということです。

それが具体的にどのような結果をもたらすかは、私にもわかりません。感染症を媒介するリスクが増加するということはよく知られています。

また、こうしたワクチンに、汚染物質である細菌が混入していることも大いにあります。マイコプラズマ肺炎菌は汚染物質として一般的によく知られています。本来なら無関係のはずのマイコプラズマ肺炎菌が、ワクチンに含まれているのです。つまり、ワクチンを打つことで感染症まで受け取ってしまうということです。

こうした話を聞くだけでも、ワクチンが生物兵器として扱われる可能性があるとわかりますよね。彼らは「ガン細胞」に加えて、水銀誘導体やアルミニウム誘導体のような有害物質をあなたの体に注入しようとしています。

副作用×副作用の相乗効果も無視できない

また、ワクチンの組み合わせによる相乗効果の影響も計り知れません。例えば、副作用が判明しているワクチンAと、副作用が判明している別のワクチンBを一定の時間内に人体に入れたとしても、A＋Bは、AとBを足し合わせたものになるわけではありません。

2種類が一緒になることで相乗効果が起こり、予測された100倍以上の有害な副作用が出ることだってあるのです。ですから、何が起こるかわからないのです。このことについては研究がなされていないのです。

小さな子供たちは免疫システムが未熟なので、間違いなく最も影響を受けやすいというのも、常識的に考えればわかることだと思います。

ワクチン接種の金の流れ（ビル・ゲイツ）を見る

話を戻しましょう。ワクチンに関する現在の研究や有効性が疑わしいというのに、なぜ私たちはこれほどまでにワクチン接種を押しつけられるのでしょう？ お金の流れを追ってみると、いろいろなことが見えてきます。

2011年、ドイツのキュアバックはRNAワクチンの研究開発のために3300万ドルを受け取りました。2013年にはモデルナ・セラピューティクスが、RNAワクチンの研究開発のために2500万ドルを受け取っています。

そして2015年、イノヴィオはDNAワクチンのために4500万ドルを受け取り、DNAナノテクノロジーを使用していることを認める発言をしました。ナノテクノロジーというのは、ミクロよりもさらに極小な——ロボット生物を使っているということなのです。

これらの企業はすべてゲイツ財団の支援を受けているか、何らかの形でゲイツ財団と関連しています。

重要なのは、こうした企業は今までのところ、このワクチンの対人臨床試験で十分な免疫力を発揮できておらず、人体に使用するためのライセンスを取得できていないということです。一定数の抗体ができたと主張しているだけでは十分な免疫力とは言えません。試験管の抗体を数えただけです。仮に抗体ができたとしても、その有効性を証明しなければ良き科学とは言えません。

２０１０年、アメリカ国防総省の軍事機関ＤＡＲＰＡ（国防高等研究計画局）は、ＤＮＡとＲＮＡワクチンに注目し始めました。彼らは、皮膚にマイクロニードルが付いたシールのようなものを貼る、非侵襲的エレクトロポレーション（身体を傷つけず、細胞膜に電流で小さな穴を開けて薬剤を投与する方法）合成ＤＮＡワクチンを所有していました。

このワクチンであれば、無傷ですし、打たれても気づくことすらないでしょう。彼らの言葉を引用すると、「遺伝子レベルでの人間の強化と破壊」が行われているのです。これが導入されたのは、先に述べた企業のＤＮＡやＲＮＡワクチンにビル・ゲイツが多額の資金提供を開始したのと同じ時期です。

人間がWi－Fiと同様になる⁉

2012年には、DARPAがブレイン・マシン・インターフェイス（脳と機械をつないで、脳の内部を調べたり、脳の機能を強化したりする技術）を認めています。

これは、すなわち人工知能のことで、人間の脳がニュートラルネットワークを形成し、思考だけでコミュニケーションを取る能力を持ったり、遠隔からの影響を受けたり、コントロールしたりできるようになるということです。

例えば、ITでコントロールされた家に暮らし、頭で思い浮かべただけで、エアコンや扇風機をオンにしたり、お気に入りのプログラムを起動したり、コンロで調理が開始されたり……そういったことが可能になるということです。何しろWi－Fiと同じなのですから。

そう聞けば、すごい技術だと思いますよね？　でも考えてみてください。自分が遠隔で操作できるということは、向こうからも遠隔でつながっているということ、つまり、あなたにも信号が送られているということです。

これらの話もすべて関連があるので、もう少しお付き合いください。

あなたの脳に直接書き込みができるテクノロジー

DARPAのもうひとつのプログラムは、次世代の非外科的ナノテクノロジーN3プログラムと呼ばれるもので、ここには、あなたの脳に直接「読み書き」ができる、非侵襲的または最小侵襲的なブレイン・コンピューター・インターフェイスも含まれています。

どういうことだかわかりますか？　私は以前からこれを知っていましたが、いまだに信じられないです。脳を直接読み取り、直接書き込む……のですよ。あなたの脳内で起こることを書き換えるのです。あなたの記憶や考えを書き換えてしまうということなのです！

人々はこれをワクワクするような最新技術だと思っているのです。まさに映画『マトリックス』の世界ですから。文字通り『マトリックス』です。「空手を習いたい」と思えば、ダウンロードして空手を習得することができる。ダウンロードしてしまえば、身体がすでに知っているというわけです。

「フランス料理のシェフになりたい」と思えば、すぐにダウンロードして習得できます。語学なら数日もあれば習得できるのでしょうか？　こうした話は魅力的なことに聞こえますか？　でも、これって自分でコントロールしているといえるのでしょうか？

他の何かがあなたを支配しているのですよ。他の何者かがあなたの記憶や経験を書き換えるのですよ？　あなたの記憶は人工的に作られたものかもしれないし、何が現実かもわからないコンピュータープログラムになってしまうということなのです。

あなたは、あなた自身がコントロールしているのではない、コンピュータープログラムのキャラクターになってしまうのです。これはSFの話ではなく、現在起きていることなのです。

あなたはすでにスマホで管理可能状態にある

すべてが密接に関わりあっています。

これも覚えておいてほしいのですが、DARPAが資金を提供している、とある企業では、ソフトで柔軟なハイドロゲルを生産しています。

ヘルスモニタリングのために、皮膚下に注入するためのものです。このジェルは、スマートフォンのアプリに同期され、ユーザーの健康状態を瞬時に把握します。一方で、ハイドロゲルというナノテクノロジーは、一度移植されると体内で成長し、広がっていくのです。

これが私たちのDNAにどう影響するかはわかっていませんが、

人工知能に直接、継続的に情報を送ることができることはわかっています。

さて、私たちは全員、私もそうですが、スマホの中に健康アプリが入っています。

何らかの形ですでにスマホに入っているのです。ときにはGoogleアプリの中を探さないといけないかもしれませんが、いずれにせよ探せばきっと見つかることでしょう。

それを無効にすることはできますが、削除することはできません。不可能です。まさにこれが「COVID-19アプリ」でもあるのです。

すでにスマホに入れられている健康アプリと関係があります。あなたはすでにアプリ（ソフトウェア）を持っており、準備は整っています。

あとはハイドロゲルを少し入れるだけです。

そうすれば永遠に体内のすべてがモニターされることになります。

アルコール量、体内のビタミンやミネラル、倒れたことがあるか、何歩歩いているか、セックスの回数、不安を感じているときの感情や睡眠状態、女性なら排卵や月経周期など、彼らはあなたのすべてを継続的に把握し、AIプログラムに送っているのです。

一体、何が行われているのでしょうか？　彼らは急いで事を進めようとしています。すでにスマホを利用してあなたに準備させています。これはファンタジーではありません。すべて事実です。

結論から言うと、私たちが人間であることの意味を変えてしまう、未知の領域に入ってしまったのです。

古い種、つまり私たちは破壊の対象となっている

COVID-19ワクチンは、どのような科学的方法論から見ても安全ではありません。彼らはガンや突然変異性の細胞株を私たちの体内に入れようとしています。有害物質や違う動物のゲノムを私た

ちの体内に入れようとしています。長い間、そうしたことがずっと行われてきたのです。

彼らは自分たちが何をしているか、何をしようとしているのか、何が起きるのかの根拠を持っていません。まだ何の根拠もないのです。彼らには根拠などなくてもいいのです。わかりますか？　組み換えRNA、組み換えDNA技術は、人体に永続的な未知の遺伝子的変化を引き起こすでしょう。一度DNAが変化してしまえば、その人は永遠に一生、その変化と共に生きていくことになるのです。そうした人たちが残りの人生を何者として過ごすことになるのかは誰にもわかりません。後戻りはできないのです。

「ワクチンは打ったけど効かなかった」「もう二度とやらない」では済まないのです。打つか、死ぬか？　という問題なのです。誰がこのワクチンを売買しようとしているのかはわかりませんが、最終的な結果を知っているとは思えないし、こんなことをしていいはずがありません。

本質的な意味で、この技術は新しい種を生み、古い種、つまり私たちをおそらく破壊することになります。「人間」である、私たちをです。ワクチンは、ナノテクノロジーとロボット的な作用を体内に導入します。そして、ワクチンやＩＤ２０２０プロジェクトといったものを利用して、私たち全員を人工知能のインターフェイスにつなぐことができるということが示唆されているのです。

接続されるというのは「一方通行」ではありません。双方通行であることを覚えておいてください。

情報が多くて、なかなか消化できないかもしれません。とにかくゾッとするような話だと思います。私も恐ろしいとずっと思ってきました。このようなことを話し合うビジネスやサイエンスの会議にも参加してきました。これは本当の話です。繰り返しますが、ファンタジーの世界の話ではないのです。

あなたも拡散に協力してください！

私は20代前半からこの分野の研究をしてきましたが……これは紛れもない事実です。ですから今、私たちで声を上げて伝えていかないといけないと思ってお話ししています。私たちのために、家族のために、未来の世代のために、そして人類のために……。ジョークではありません。あなたもできる限り調べて、どんどん話題にして伝えていってください。そしてSNSをやめないでください。やめずにSNSをこの話題であふれさせてください。より多くの人々を目覚めさせることができたら、チャンスはあると思います。

心からの愛を、平和の願いを込めて伝えます。その他の話題やテーマについても今後お話しできたら嬉しいです。私が持っている参考資料も紹介したいと思います。

あなたがどう感じたか教えてください。そしてどうか声を上げてください。お願いします。

坂の上　彼女も良心から、必死の思いで訴えているのだと思います。私もワクチンについてユーチューブに上げると、限定公開で組合サポーターさんにしか出していないにもかかわらず、即日消されるんです。だから、よほどダメなんですね。

本当に今は大変な時代だなと思います。私は医者じゃなくて作家なので、過激なことを言わせていただきますと、ガス室に送られるのと同じことなんです。例えば、戦時中にユダヤ人をかっさらってきて、列車に詰め込んでアウシュビッツなどの収容所に送ってガス室に入れますとなったら、それは大変な問題だし、迫害されていると、皆さんもわかりやすいです。

しかし、私に言わせれば、効果もよくわからない、薬害が起きるであろうということしか想定できない、人間のDNAを変化させてしまうかもしれないDNAワクチンを打つのは、収容所でガス室に入れられるのと変わらない状況なんです。

しかし、ガス室だったら気づくけれども、多くの人は、政府が、安心ですよ、やりなさい、タダですよと言っていたら、気がつかない。だから、ホンモノとニセモノを見抜く目を本当に持たなきゃいけないのが現代だなと思います。

さっきも言ったように、遺伝子組み換えのトマトは原種のトマトよりも一見美しく見えるけれども、中身はトマトの形をした全く別のものです。人間もそうなっていいんでしょうか。人間の形をした別のものになったら困るじゃないですか。DNAワクチンを打つとそういうふうになる可能性が極めて高いと私は勝手に感じていますので、これに関しては非常に慎重になるべきだという考えを持っています。

高橋　新型コロナのワクチンがDNAワクチン、つまり遺伝子ワクチンだということを、一般の人はあんまり知らないんですよ。私の周りの人

坂の上　遺伝子組み換えのトマトは原種のトマトよりも一見美しく見えるけれども、中身はトマトの形をした全く別のものです。人間もそうなっていいんでしょうか。人間の形をした別のものになったら困るじゃないですか。

に聞いても、「いや、知りません」と言う人がほとんどです。というのは、テレビや新聞は一切言いませんから。「タダになったから、みんな打ちましょうね」としか言わない。

ただ、いいニュースもありまして、非常にマイナーな会社が出している「週刊事実報道」という新聞の10月15日号で、「打つな！　新型コロナワクチン」という特集記事を上げています。要約すると、「人類がかつて接種されたことのないDNA／RNAワクチンだけに、免疫系の暴走や遺伝子異常など、何が起きるかわかりません」というような内容で、気がついたメディアはこんなことを言い始めました。

それから、10月最終週号の「週刊現代」で、こんなことを書いています。もともと「週刊現代」は薬の弊害についていっぱい書いているちょっと反骨的なジャーナルで、私は大好きなんですけれども、「新型コロナのワクチンは遺伝子ワクチン」と、はっきり言い切っています。

記事を抜粋すると、「遺伝子ワクチンはこれまでのワクチンとは根本的に原理が異なります。簡単にいうと、新型コロナ遺伝子の一部を接種することで、人間の体内で新型コロナのたんぱく質を作らせ、抗体を生み出そうという原理です」。これは先ほど私がお話ししました。

「遺伝子ワクチンはこれまで承認された例はほとんどなく、未知の領域です。仕組み自体が未知のものなので、いきなり数億単位の人間に接種した場合、何が起きるのか、予測することができません。遺伝子ワクチンは、これまでのワクチンでは確認されなかった疾患が起き得るのです。仮にコロナの遺伝子が人間の生殖細胞に侵入するような事態が起きれば、がんなどの疾患を引き起こす可能性もあります」。「政府は、ワクチン接種を全額国費負担で受けられるようにする方針だ」。

坂の上　この時点でおかしいと思ってください。子宮頸ガンワクチンのときに学んだはずですよね。

高橋　インフルエンザのワクチンは自己負担で3000円とか4000円しますけれども、新型コロナのワクチンは全額無料です。

「しかし、コロナワクチンが恐ろしいのは、異変がすぐに起きるとは限らないところだ。遺伝子ワクチンは、10年後、20年後に重大な被害が起きる可能性もある。まさに『人体実験』なのだ」。ここまで言い切っています。

10年後、20年後にいろんな弊害が出てきた、例えばガンがどんどんふえてきた時点でも、政府は「あのとき打ったDNAワクチンが原因だった」とは絶対言わないはずです。それは子宮頸ガンワクチンの経過を見たらわかるはずです。

坂の上 訴訟を起こして、たとえ勝ったとしても、そのとき体はボロボロで人生終わりです。ワクチンを打った者の負けですから、打ってはいけないんです。

高橋 続いて記事では、「高齢者であれば、予防のメリットと短期的な副反応を天秤にかけ、接種するのもありだろう」。コロナで亡くなっているのは高齢者が多いですから、コロナにかかりたくないという気持ちからワクチンを打とう、副反応はまあいいかなという人は、いいかもしれない。

「だが、将来がある息子や娘たちには決して打たせてはいけないのである」。

このように「週刊現代」では書いています。「コロナワクチンを娘や息子に打たせてはいけない」。非常に勇気ある発言だと私は思います。

坂の上　本当にそうですね。こういうことを大メディアとかテレビ局がもっと報道してほしいんですが、全くない。それどころか、ワクチン打ちましょう、ですよ。ワクチン待望論ばっかり。

今、コロナが収まってきているでしょう。しかし、これを仕掛けている側の方々がいるわけです。彼らは、ある一定の目的があって動いていますから、それを達成するために、また別のウイルスをつくってばらまく可能性があります。それが12月ぐらいで、今度は嘔吐を伴うものだと言われています。

そうすると、またみんなが、やれマスクだ、ワクチンだとなって、とにかくワクチンを打たねばという雰囲気にさせるんでしょうね。それもあって、「ワクチンSOS」をやったり、「ウイルスフリーX」みたいなものが必要になってきますけれども、いずれにしても、ワクチンを打たせるために一生懸命演出してくる可能性があるので、それに備えて対策はとりますが、ウイルスの解決法は決してワクチンではないと私は訴えたいと思います。

高橋 遺伝子ワクチンの危険性についてまとめたいと思います。

開発が優先されて、安全性があまりにも軽視されています。

これは人間の遺伝子組み換えであり、遺伝物質が生殖細胞に移行すれば、人間の遺伝子改造につながります。

残念ながら、臨床試験の観察期間は、せいぜい数十日の間に重篤な副作用がなかったことを検証するにすぎません。数カ月後あるいは数年後の体の異変については全く何の研究もされないまま投与が始まります。

これに対して日本政府の対応です。

コロナワクチンをめぐって日本政府は、アメリカの製薬大手ファイザーと来年6月末までに6000万人分、イギリスの製薬大手アストラゼネカとは来年1月以降6000万人分、合計すると1億2000万人分受けることで、基本合意しています。

政府は、健康被害が生じた場合の損害賠償による製薬会社などの損失を国が補償することができるよう、法的措置を講じることを決めています。

これが8月29日のNHKニュースです。

坂の上　我が国の政府はどこまで奴隷なのかと思います。実は、もう5億回分、よくわからない、本来であればワクチン開発には数年かかるはずなのに、数カ月の治験で承認されたワクチンを購入して、国民に打つわけです。しかも、全額無料で。そして、それによって健康被害が起きて訴訟になっても、本来責任を問われなければならない製薬会社は責任が一切問われず、賠償責任もない。日本政府が全部責任を負う。

しかし、日本政府のお金は国民の税金、つまり、皆さんのお金ですよ。

つまり、皆さんが責任を負うということです。

Part ③ 日本の敵はなんと！　日本政府になってしまった！

坂の上　これは私の意見ですけれども、これは形を変えた戦争なんです。東京大空襲、大阪大空襲みたいに爆弾をバンバン撃ち込まれたら、皆さん、びっくりするし、ワーッと逃げるでしょう。同じようなことが起こっているんだということをわかってもらわなきゃいけない。

しかも、それを国が率先してやると言っています。ということは、国は誰のために政治をやっているのかというのは、明らかです。DNAワクチンに関しては、製薬会社の利益のために日本国政府が動いていると断定してもいいのではないかと私は思っています。だから、奴隷だと言っているわけです。

ドイツはなんとか覆しました。後でご紹介しますが、こういった事例

坂の上　国は誰のために政治をやっているのかというのは、明らかです。ＤＮＡワクチンに関しては、製薬会社の利益のために日本国政府が動いていると断定してもいいのではないかと私は思っています。だから、奴隷だと言っているわけです。

を踏まえて、日本国でももうちょっと国民が立ち上がる機運をつくっていきたいと思っているので、今から頑張ります。

高橋　要するに、まだ開発中のワクチンを1億2000万人分買いますと、日本政府は言っているわけです。ビジネスの世界で言えば、設計図はなんとかできた、これからクルマをつくろうという段階で、「そのクルマを100台買います」と契約しているようなものです。普通は実際に乗ってみて、いいクルマか悪いクルマか、ちゃんとチェックした上で買いますよね。そういうのがないんです。設計図の時点で、わあ、すごいなと買うわけです。

坂の上　そのクルマのエンジンが突然ブワーッとなってブレーキがきかなくなっても責任とりませんよと言っているわけですね。

高橋　いや、責任は、クルマをつくった会社じゃなくて、クルマを買った日本政府がとると言っているんです。

坂の上　お客さんが責任をとるということですね。

高橋　そうそう。こんなおかしな話ないでしょう。

坂の上　本当に一国をなめ切った話で、国家に対する態度じゃない。だから、日本のことを国家だと思ってないんですよ。「おい、おまえ、税金で買っとけよ。何かあったらおまえの責任だ。俺たちに責任を持ってくるなよ」、「はい、わかりました。そうします」というふうにやっている感じで、国家が完全に一製薬会社の下にあるということです。

　なぜ政府の力が一企業より低いかというと、これは坂の上零だから言ってもいいと思いますけれども、日本がこれからたくさんワクチンを買わされるファイザーやアストラゼネカは、結局、ロックフェラーとロスチャイルドのものなんです。

　あと、俺もちょっと儲けさせてくれよということで、モデルナというわけのわからないアメリカの製薬会社が押し売りしまして、日本政府は同じ条件で買うことになりました。モデルナは、ネオナチで有名なブッ

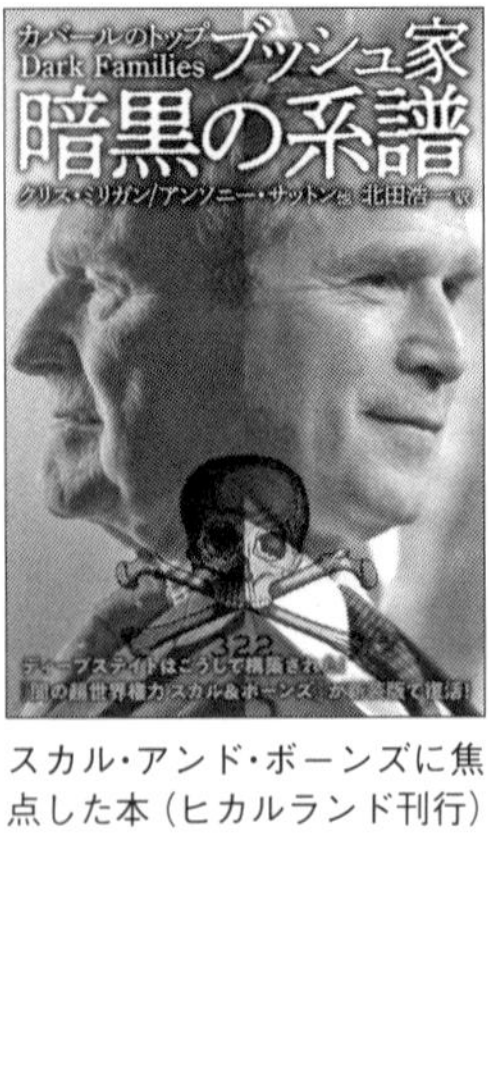

スカル・アンド・ボーンズに焦点した本（ヒカルランド刊行）

シュのお父さんの会社です。スカル・アンド・ボーンズ、つまり、悪魔崇拝や幼児虐待やアドレノクロムみたいなのを楽しんでいた方々がトップにいる製薬会社なんです。

今、世界の製薬会社と農薬会社は大きな4つか5つぐらいに集約されてきていますが、製薬会社と農薬会社は、突き詰めれば同じです。

製薬会社は、ロックフェラー系とロスチャイルド系に分かれていますが、大体この2社の管轄に入っていくわけです。つまり、これからの医療、これからのワクチン、これからの製薬は、全部ここが牛耳ることになります。

私に言わせれば、これは確実に戦争で、生物兵器と言ってもいいのが今回のDNAワクチンじゃないかと考えています。私は一作家で言論の自由があるから、何でも言いますけれども、本当にそう思います。

今までは無知でも生きてこられました。しかし、これからは無知では生きていけないんです。ちょっと間違いました、では済まない。本来だったら守ってくれるはずの国が製薬会社の手下、つまりロックフェラーやロスチャイルドの手下になっているわけですから、国はもう国民のために働いてくれないし、国民を守ってくれません。なので、自分で自分を守るしかないんです。はっきり言えば、新しい国をつくるしかない。

明らかに最終戦争に入っています。現代の戦争は、国と国が「今から戦争をします」と宣言して、軍隊と軍隊が戦場で戦うのではありません。新しい形の戦争は、人工的につくられるいろんな災害だったり、こういうワクチンに移行してきているということです。あとは食と水です。食、水、ワクチンが新しい武器になっているように思えてなりません。

これに関しては先生の意見を聞いてはいけないと思いますから聞きませんけれども、ＤＮＡワクチンなるものは今までのワクチンとは違って、本当に未知の領域に人間を連れていこうとしています。もう後戻りできないんです。20年後、30年後に地獄のような社会、元人間だったお化け、元人間だったゾンビ、元人間だった、かわいそうなことになってしまった人たちが出てきて、問題がいっぱいになってにっちもさっちもいかなくなって、どこの時点で人類が間違ったのかと振り返ったときに、絶対に新型コロナ、そしてＤＮＡワクチンからだということになると思います。

確かにコロナウイルス対策は必要ですが、だからといってＤＮＡワクチンというのはちょっと違うと、声を大にして言いたい。なぜならば、私に言わせれば、そのワクチンは生物兵器だからです。

高橋　今、零さんが戦争の話をされましたけれども、第一次世界大戦、第二次世界大戦は国と国との戦争でした。第三次世界大戦はもう始まっていると私は思いますが、それはグローバル企業と呼ばれる一部の支配者階級と我々一般大衆との間の戦争だと思います。ただ、我々は宣戦布告されていないからわかってないだけで、彼らはいろんな形で攻めてきているんです。ワクチンもそうです。これは個人的な意見ですけれども、そういう形で今の世界情勢を捉えられたらいいと思います。

コロナワクチンに対する政府の対応ですが、10月2日、「コロナワクチン、接種を努力義務に　法改正へ」というニュースが流れました。内容は、「厚生労働省は、国が購入するを新型コロナウイルス感染症のワ

高橋　第三次世界大戦はもう始まっていると私は思いますが、それはグローバル企業と呼ばれる一部の支配者階級と我々一般大衆との間の戦争だと思います。ただ、我々は宣戦布告されていないからわかってないだけで、彼らはいろんな形で攻めてきているんです。ワクチンもそうです。

クチンについて接種を原則、努力義務とする方針を決めた。自治体による勧奨も行う。費用は国の負担で無償として、速やかな接種を進める。10月下旬に招集予定の臨時国会で関連法案の提出を目指す」。

それで、10月27日、ワクチン接種を努力義務とする予防接種法改正案が閣議決定されて、今開催されている臨時国会でこの法案が通るでしょう。すばらしいスピード感を持って、これが進んでいるということです。

坂の上　まさに申し合わせたようなスピード感なんですね。私も政治活動をやっていたときがありますけれども、今まで法案をつくるときは、吟味に吟味を重ねて、専門家たちを集めて審議会もつくって議論してもらうんですが、国会で審議入りするまでがまた大変なんです。まず法案の前提をつくって、それをいろんな党に持っていって、政調が国会に提出する前には、各省庁のいろんなチェックも入ります。このようにかなり長いプロセスを経て、やっと国会で審議入りするんです。

そこで議員さんたちがああでもないこうでもないと専門家も交えて議論して、法案ができていくんです。何ですか、この法案は。今までこういった話は全くなかったのに、突然浮上してきた。一体どこで審議したのか。どこの省の役人が入って、どんな会議をしたのか。全部議事録が残っているんですかと言いたいですよ。

Part ④ 憲法を踏みにじるワクチン強制、死ぬかの問題なのです

坂の上　ワクチン承認も異例のスピードだし、ワクチン接種を努力義務とする法案改正の過程も異例のスピードです。全部異例です。これは偶然の産物ではなくて、全て計画的で、そうなるべくしてなっていると私は思います。これをチンタラ長い時間をかけて普通に議論していたら、国民がいいかげんにしろと言うから、さっさと畳みかけてしまおうということで法案化したと私は思います。

でも、先生、努力義務であって、ワクチン接種の義務化はできないですよね。

高橋　憲法上、強制接種は無理だと思います。

坂の上　これはぜひメモっていただきたいんですけれども、ワクチンを

坂の上　ワクチンを打たなかったら飛行機に乗せないとか、保育園に入れないとか、進学させないとか、就職させないといった一連の社会的不利益を要求するような行為は、日本国憲法の第23条違反なんです。

打たなかったら飛行機に乗せないとか、保育園に入れないとか、進学させないとか、就職させないといった一連の社会的不利益を要求するような行為は、日本国憲法の第23条違反なんです。

今、マスクが当たり前になってきたじゃないですか。ですから、マスクはワクチンを打たせるための地ならしだったのかなと思っているんですけれども、ワクチン強制法案というのはないです。

でも、今、日本では、どこに行くにもマスクです。マスクをしてないとデパートに入れてやらない、飛行機に乗せてやらない、新幹線に乗せてやらない、学校にも行かせてやらない、授業も受けさせてやらない、出社もするな、そういう風潮になっています。

これがワクチンに変わるだけです。ワクチンを打ってないと保育園に入れてやらない、出社もさせない、もしかしたら就職もできない、海外赴任や海外旅行もできない、そうすると昇進もできない。ワクチンを拒否したい方々には、そういう社会的重圧や不利益がかかってくる可能性があります。

日本国憲法では、基本的人権と生存権と国民が人間らしく良心的に生きる権利を保障しています。このワクチン強制は、この3つに抵触します。なので、もしDNAワクチンであまりにも社会的不利益を強制してくるような社会になったら、いい弁護士団を集めて日本国憲法違反だと言って集団訴訟してもいいかなと私は思っています。それぐらい生きるか死ぬかの問題なんです。

高橋先生もおっしゃられましたとおり、ワクチン義務化はできないわけです。日本国憲法のほうが議員たちがつくる法律より上だからです。しかし、今の風潮としては、自民党の憲法草案で、基本的人権という言葉を日本国憲法から削除しようという動きがあります。これはたぶん戦争をした場合、日本が自衛のために攻撃することができなくなるからだと思うんです。それはそれで理屈はわかるんですが、基本的人権があるから、今現在はワクチンを拒否することができるわけです。

『なぜワクチン薬害が起きるのか』という私の本をぜひ読んでください。これにワクチンの断り方を書いてあります。これは一家に一冊だと思います。なぜならば、ワクチンの危険性を書いてある本はたくさんありますけれども、ワクチンの断り方を書いてある本はそんなにないからです。訴訟までいったときにどうやって法的に闘うかというロジックも書いてあります。

ただし、残念なことに、我が国の官僚もバカではないので、義務化はできないけれども、ワクチン接種を努力する義務を国民に押しつけるわけです。ワクチン接種を拒否したいと言ったら、君は努力を怠ったということで法律違反になる可能性がある。ということは、これは法律論争になるので、ニワトリが先か卵が先かみたいな話になって、もしかしたら大変な状態になります。

ですから、法的にも世の中がグチャグチャになってしまうようなことをやられています。これはイギリスのやり方だなと思います。常にイギリスは、植民地にしたところから撤退するときには、必ずそこに対立構造と戦争の火種をつくって、いろんな意味で紛争が絶えないようにグチャグチャにして、その国が発展できなくなるようにしてきました。

パレスチナは長い間血みどろの戦争をしていますし、インドだって、イギリスから独立したものの対立構造から脱却するのに長い時間を要しましたし、パキスタンとバングラデシュという新しい国までつくるぐらい大変な状態でした。

ロスチャイルドさんも頭がいいなと思います。ロスチャイルドさんは誰からこんな悪知恵を得ているかというと、ルシファーです。やっぱり悪魔の悪知恵にはかなわないです。彼らは何が何でもワクチンを打たせようとしてきます。

これからワクチン接種が努力義務になったら難しいということで、第2部でお話ししますが、私は「ワクチンSOS」という新しい救済方法をつくりました。

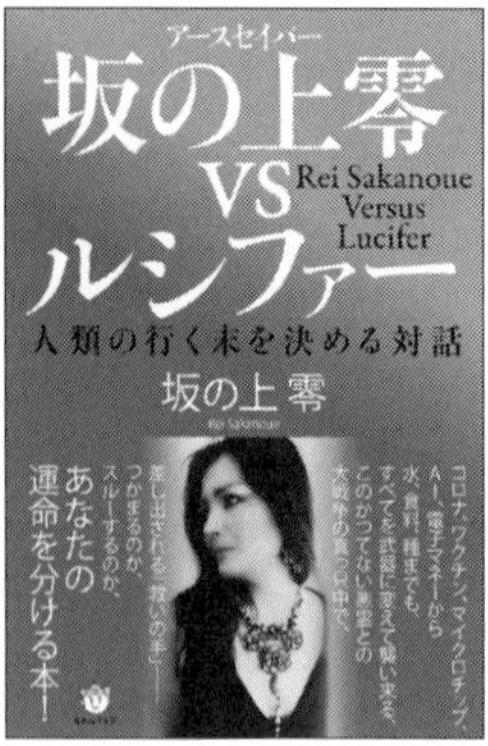

署名を集めてもいいんですけれども、署名で世の中が変わることはほとんどなかったという事実を私は知っていま

す。種子法廃止のときは18万人の署名を集めて麻生さんのところに持っていきましたが、「はい、わかりました」で終わりです。このワクチンに関しては、彼らは絶対に引き下がりません。

これは私の意見ですが、共産党も含めて全ての政党は、たぶんお金を受け取っています。だから、ワクチンに関しては、どの政党も政治家も味方になってくれません。なので、署名は集めますけれども、焼け石に水だと思います。

後でドイツの事例を話しますけれども、400万から500万人ぐらいが立ち上がって国会を取り囲むぐらいにならないとダメなんです。それも1日で「はい、お疲れさん」ではなくて、ローテーションを組んで連日やるぐらいしないといけない話ですけれども、果たしてそれが今の日本人にできるかどうかが試されているのかなと思います。

高橋　ちょっとつけ加えますと、インフルエンザのワクチンは今でも任意接種ですが、それにもかかわらず、去年は5000万人、つまり2人に1人が打っています。なぜかといえば、打たないと会社でインフルエ

高橋　インフルエンザのワクチンは今でも任意接種ですが、それにもかかわらず、去年は5000万人、つまり2人に1人が打っています。なぜかといえば、打たないと会社でインフルエンザを広めるんじゃないのかという圧力がかかって、イヤでも打たざるを得ないということがあります。

ンザを広めるんじゃないのかという圧力がかかって、イヤでも打たざるを得ないということがあります。それは学校であったり、いろんな施設であっても同様です。

今度、政府が法律を変えて努力義務という法律をつくるんです。ですから、インフルエンザ以上に強制的な形になります。向こうも賢いから強制接種とは言いませんが、打つ努力を義務づける。わけのわからない言葉ですけれども、本当に強制に近い形になってくる。

坂の上　打ちたくない人は、努力してないということになるわけですね。

高橋　法律をつくる以上は、違反したら罰則が来るわけですね。

高橋　今度、政府が法律を変えて努力義務という法律をつくるんです。ですから、インフルエンザ以上に強制的な形になります。向こうも賢いから強制接種とは言いませんが、打つ努力を義務づける。わけのわからない言葉ですけれども、本当に強制に近い形になってくる。

Part ⑤ 「わが村は美しく」ドイツの市民が打ち出している対抗策

ドイツでは国民が反対してＤＮＡワクチンの強制を却下した

坂の上　ドイツの事例を紹介したいと思います。

今、ワクチン接種をする努力を義務づけるという法案が日本で通ろうとしているんですけれども、これが通ると、ほぼ強制になってしまいます。

ドイツでは、マスクを義務化すると言っていたときがありましたが、却下されました。ワクチンを義務化するということもありましたが、これも却下されました。ドイツでなぜ却下されたのかということと、その経緯について、ドイツの事情に詳しい永冶さんから教えていただきたいと思います。

永冶　とにかくこんなことで努力してはいけないんですよね。そもそもドイツのみならずヨーロッパは、ベルギーの欧州連合の本部のほうで、遺伝子組み換えの食品、ゲノム編成の食品は安全性と有効性から見て非常に危険であるということで、法律で禁止されているわけです。

坂の上　そういう背景があるから、ワクチンもイヤだということになったわけですね。

永冶　当然一般の人もみんな知識がありますから、DNAを変えてしまうようなワクチンを強制的に打つなんということは考えられない、不可能な出来事なんですね。最初は強制ということだったので、さあ大変ということになりました。

シュツットガルトは緑の党が非常に強いところで、市長に立候補している人がいますし、バイエルン州もキリスト教関係の社会主義民主同盟が強くて、ここも反対する人がいっぱいいます。政治団体のみならず、医師や病院のスタッフなどの医療関係者、いろんな消費者団体、ありとあらゆる団体が一致団結して、毎週土曜日に、ベルリンをはじめ、フランクフルト、ハンブルク、ミュンヘン、シュツットガルト、ありとあらゆる町で大変なデモ集会を行ったんです。一番大きいのは100万人以上集まりました。

坂の上　すごいですね。日本のマスコミはそういったことを一切報道しなかったんですけれども、あまりにも集まっているから報道しないわけにいかなくなって、一応報道したんですが、参加者は3万8000人と書いていました。

永冶　とんでもない。そんな数じゃないですね。政府は、マスクをつけるようにとか、1・5メートルの安全距離をとるようにとか言っていましたが、皆さんはそんなことは意味がないと無視していましたね。

坂の上　このコロナ騒ぎが、ワクチンを打たせるための一連の茶番であり詐欺であるということをドイツ人はわかっているわけですね。

永冶　わかっています。

坂の上　私はここを日本人にわかってほしいんですよ。だけど、ひとつもわかってくれない。

永冶　1億2000万人、ドイツに全員移民してほしいぐらい、日本はひどいですね。

坂の上　今の日本人は要りませんって、ドイツから言われるわ。

永冶　教育をし直さなきゃいけないいんじゃないか。怒りの感情が日本人はないんですね。

坂の上　諦めているというか、長いものに巻かれるというか、いわゆる「日本病」なんですよ。

永冶　民族的特徴といいましょうか。ドイツは、幼稚園でいじめられっ子がいれば、先生が「もっと怒りなさい。相手にこう言いなさい」と、すごい勢いで言うので、いじめられていた子も頑張って勇気を出して言うわけです。そうすると、いじめられなくなるんですね。

坂の上　先生がいじめられっ子をかばうんじゃなくて、「自分で立ち向かえ」と言うんですか。

永冶　はい。
坂の上　すごいですね。
永冶　男性も女性も必ず職業教育を受けて資格を得て、社会の中で生きるポジションを見つけるわけです。その職業教育がすばらしいです。努力をすれば、やる気さえあれば、その業界のトップに行けるのです。そういう生きがいがあるというか、努力をすれば実るという教育の中で、どんな職業の人も自分の意見を持っているわけです。
坂の上　ドイツがワクチン義務化やマスク義務化をはね返せた根本にあるのは、教育のあり方が日本と全く違っていて、自分の意見を持て、自分で立て、自分で戦えと教えてきたからだということですね。
永冶　そうですね。自己責任で自分の人生、自分の健康を考える。ですから、国が健康診断をするなんというのはドイツでは考えられないことですね。
　ジョンズ・ホプキンス大学の初代から、日本人絶滅計画というのがあるわけで、それを日本人は知るべきだと思うんですね。だから私はアメ

永冶　ジョンズ・ホプキンス大学の初代から、日本人絶滅計画というのがあるわけで、それを日本人は知るべきだと思うんですね。だから私はアメリカに協力しなかったんです。23歳でイギリスに行って、その後、ドイツに行きました。

リカに協力しなかったんです。23歳でイギリスに行って、その後、ドイツに行きました。

坂の上　日本の官僚も、わけのわかっているちゃんとした人は、ハーバードとかに留学しないでドイツへ行くんですよ。でも、そういう人は財務省とかでも出世しませんけどね。

ドイツで市民たちがデモをしてワクチン義務化やマスク義務化をはね返せた原因は、ドイツの教育にあったということがわかりました。

昨今ドイツでは、直接民主主義という概念が生まれました。要は、政治家に政治を任せるのではなくて、自分たちで政策を書いて議会とともにやる。これがはこぶねコミュニティーやNAUコミュニティーでやっていこうとしていることです。でも、日本人がそういう教育を受けていないので、日本ではなかなか苦戦しています。

永冶　日本とドイツの大きな違いは、例えば、日本の「市役所」というのはドイツでは「市庁舎」と訳すんですが、市庁舎というのは、市民1人1人が意見を出し合って政治をするところなんです。

坂の上　NAUコミュニティーは、それをしたいんですよ。

永治　上から言ってくるわけじゃないんです。

坂の上　上から降りてきて、それに従うのではなくて、自分たちで、食料問題はどうする、医療問題はどうする、教育はどうする、エネルギーはどうすると、いろいろ決めて、それを市議会や県議会に持っていけばいい。つまり、政治家が要らないわけです。

政治家というのは利権を入れるだけだと、私は思っています。特に今の日本ではそうなってしまった。政治家イコール利権屋で、政治家がいるから悪くなっている。

ドイツみたいに市民のリテラシーが上がれば、自分たちで政策をつくって議会に提出することができるようになるわけです。そのためにも地域にコミュニティーをつくって、利害を入れないで純粋にこうあったほうがいいじゃないかということで政策をつくり、それを議会に届けて市民と一緒に政治をやっていくのが本来の姿ですよね。

そういうことがドイツではできているんですか。

永冶 近世の30年戦争、第一次世界大戦、第二次世界大戦、ドイツは負けっ放しでした。いろんな国の人が入ってきて、生きることがいかに苦しいか、戦争がいかに悲惨かということを、国民全員、骨にしみてわかっているんですね。ですから、今でも東ドイツの人権無視がいかにひどかったかということがたくさん報道されています。

そういう中で、特に戦後、「我が村は美しく」という運動が南ドイツで始まったんです。

坂の上 「我が村に未来を」じゃなくて？

永冶 最初は「我が村は美しく」から始まったんです。3年に1回、コンクールがあって、その途中で今度は環境問題を取り入れて、「我が村に将来あり」という運動に変わりまして、当然遺伝子組み換えのものなんか絶対つくらない。ドイツはアメリカ、イギリスにさんざん痛めつけられていますから、批判精神が非常に旺盛なわけですね。

ヨーロッパで4番目に古いのが南ドイツのバイエルン王国で、ヴィッテルスバッハ家が治めていて、800年ぐらいの歴史があります。サンマリノが一番古くて、デンマーク、イギリス、次に古いのがバイエルン王国です。だから、皆さん、非常に保守的で、今まで食べたことがないものは食べないぐらいです。

坂の上　じゃ、寿司も食べない（笑）。残念だなあ。

永冶　とにかく懐疑的で、新しいものを拒否するわけです。摂取しない。

坂の上　それはある意味、ドイツ気質というか、カチッ、カチッとやるみたいな感じなんですね。

永冶　過去の経験を踏まえて、アメリカ的な新しいものや、遺伝子組み換えもゲノム食品も全部拒否するという、いい面もあるわけですね。

坂の上　日本はアメリカからのものを全面的に入れているんですよ。そして、このざまなんですね。

永冶　同じように戦争に負けてドイツがどうしてこうなって、日本がどうしてこうなのか。

坂の上　かつて同盟を組んでいて、同じ戦後を味わったにもかかわらず、ドイツと日本は180度違ってしまったというのは、どういうことなん

永冶 同じように戦争に負けてドイツがどうしてこうなって、日本がどうしてこうなのか。

坂の上 かつて同盟を組んでいて、同じ戦後を味わったにもかかわらず、ドイツと日本は180度違ってしまったというのは、どういうことなんでしょうか。

でしょうか。

永冶　私は日本とドイツを１００回以上往復しているんですけれども、日本に来ると食べるものがないんです（笑）。怖くて。

坂の上　７割から８割が遺伝子組み換えなんですよ。でも、言われないから、みんなパクパク食べている。

永冶　もう日本人が日本人でなくなるのは明らかです。

坂の上　だから、ワクチンを打たれなくても、これから日本では奇形児や精神障害や病気がふえちゃうんですよ。

永冶　昔はなかったような事件がいっぱい起きていますね。それはその証拠だと思います。マンガン不足とか、愛情ミネラルが足りないとか、いろいろあるんですけどね。

永冶　私は日本とドイツを100回以上往復しているんですけれども、日本に来ると食べるものがないんです（笑）。怖くて。

坂の上　７割から８割が遺伝子組み換えなんですよ。でも、言われないから、みんなパクパク食べている。

永冶　もう日本人が日本人でなくなるのは明らかです。

Part ⑥ ガス室が迫っている――その前にどうやって絞っていけばいいのか!?

永冶　先ほど子宮頸ガンワクチンの話が出ましたが、私は子宮頸ガンを3日ぐらいで消すことができます。

坂の上　その話は、後でよく聞きたいです。

永冶　ドクター・レオナルド・コールドウェルと、ネットで検索してみてください。6万6000人のガンとか難病の方が、2週間から6週間で完治しています。ドイツ語圏では100人ほどのお弟子さんが生まれて、私はその1人です。

坂の上　これからNAUも提携してドクターズブランド医食同源NAUで食品として出していこうと思っています。ドイツで医薬品のものをそのまま出すことは薬事法でできないので、食品として出していきます。

話をもとに戻しますと、ドイツでは日本と真逆の戦後を歩みまして、教育は手放さなかった。日本は教育も手放しました。ちゃんとした先生もいましたけれども、全員クビにして、おかしな先生を結構入れて、今のような教育で70年たったらこうなったわけです。

食もドイツはオーガニック先進国と言われていて、脱原発にもなっていっています。ところが、日本はその真逆ですね。

そして、ドイツは、国の政治に対してモノを言う、自分たちが政策をつくってやっていくことをしました。「我が村に未来を」ということで、各地域に小さなコミュニティーができて、自分たちで政策をつくって政治をやっていくということをしたそうです。いわゆる緑の党をつくってスローフードの文化をはやらせたり、それがイタリアに飛び火して五つ星という直接民主主義の政党ができたりする源流になったんですね。

はこぶね組合、NAUコミュニティーは、これを日本でもやりたいということで、各地域にコミュニティーをつくって、自分たちで政策を考えて市議会や県議会に提出して、みんなで一緒にやっていけたらなと思っていますけれども、残念ながら日本の場合はそこまで政治リテラシーがないんですね。

どうしたら今の日本を救っていけるのか。もう目の前に巨大な危機が来ているんです。ガス室が迫っているので、1人でも多く救うためにはどうすればいいのか、私は頭を日夜悩ませていて、その結果、「ワクチンSOS」をつくったわけです。

しかし、本来は、日本国民が立ち上がらないといけない。立ち上がる最後のときに来ていると思います。

先生、日本国民は立ち上がれそうでしょうか。

高橋　ワクチンの話に戻りますけれども、そのためには、こんなに危険なワクチンだということをみんなが認識することですよ。みんな知らないから、これをどんどん拡散してください。そして、1人でも多く気がついて、仲間をつくって立ち上がっていく。

健康な人、老若男女、1億人全部に遺伝子組み換えワクチンを打って、遺伝子改造をやろうとしているわけです。難病の人に遺伝子操作をやるのなら、まあいいかなと思うんですが、元気な人にもワクチンを打とうとしている。一旦打ったらおしまいです。これは自分だけでなく、家族、子どもたち、1人1人の身につまされることなんです。そういう認識を持たなくちゃいけない。

坂の上　おっしゃるとおりです。生きるか死ぬかですからね。「覚醒剤やめますか？　それとも人間やめますか？」という警察の啓蒙ポスターがあるじゃないですか。あれをそのままこれに使いたいと思うぐらいです。「ワクチン打ちますか？　それとも人間やめますか？」。それぐらいのことです。

私は今からアースセイバーという仕組みをつくって、食育などを中心にいろいろやっていきますけれども、ワクチンも入れて、各地域でお父さん、お母さんたちに食とセットでワクチンの危機を教えてあげてほしいと思っているんですね。

真面目なお母さんほど、母子手帳に書いてあることを一生懸命やろうとするんです。私もかつてバカだったからそうだったんです。今思うと、

高橋　元気な人にもワクチンを打とうとしている。一旦打ったらおしまいです。これは自分だけでなく、家族、子どもたち、1人1人の身につまされることなんです。そういう認識を持たなくちゃいけない。

やめとけばよかったなと。

Part ⑦ 長男のミトコンドリア病がきっかけで食に関心を持つようになった

息子を生かしているのは「食」だと思う

坂の上　実はイギリス人とのハーフの私の長男は、ポリオのワクチンを打った後ぐらいから、口が垂れてきたり、本人の意思とは関係なく寝ていても筋肉がときどきピクピクけいれんしたり、歩き方がちょっとおかしかったり、今だに箸をちゃんと持てませんし、知能もちょっと遅れています。ワクチンが原因なのかどうか、因果関係はわかりませんけれども、もしかしたらワクチンを打たせたからかなと思っています。

はこぶね組合は、ある意味、生きるシードバンクみたいなもので、絶滅危惧種の伝統野菜とか日本そばの栽培をしてふやして、絶滅しないように頑張っています。そして、無農薬・無化学肥料、除草剤もなし、在来種で消毒もしないタネを使った農業をやっていますけれども、こういう活動をするようになったきっかけは、長男にあったのかなと思っています。

もともと私はスーパーで売っているものを普通に買って、普通に食べさせていたんです。キャリアウーマンだったから忙しいし、子どもの食事もちゃんとつくっている暇がないから大抵外食だったんです。

でも、息子が区や市の健康診断で毎回引っかかって、あるとき、「有名な先生を紹介するから、ここで診てもらってください」と言われたんですよ。それで診てもらって、何回も検査した結果、ミトコンドリア病だと言われたんです。

ミトコンドリア病って何だろうと思って検索したら、原因不明で、治療薬も解決法もない難病で、人数も少ないので研究費がつかないから研究も進んでいないと書いてあるわけです。ミトコンドリア病の方の症例とかいろいろ見ていくと、子どものときに発症すると、どれだけ頑張っても10歳から15歳ぐらいには死ぬわけですね。

その当時、経営コンサルタントで船井総研の船井幸雄先生から、うちに来て、ある事業の社長をやってくれないかと言われていたり、かわいがってもらっていたものですから、「うちの子がミトコンドリア病になってしまって、どうしたらいいでしょうね」と相談したら、新潟の安保先生を紹介していただいたので、子どもを連れて行きました。

どこの病院に行っても、無理ですねとお手上げで、何でそういう症状が息子に出ているのか、誰も言えないんです。原因がわからないから、治療もできない。対症療法しかない。しかし、このままいけば確実に6歳から8歳の間には死ぬだろうと言われたんです。ミトコンドリアが生命エネルギーをちゃんとつくらないから、最初に失明するとか、ずっと寝たきりになるということで、「フル介護が必要になるので、お母さん、覚悟しておいてください」と言われて、本当に地獄のような日々でした。

病院から、「医学の進歩のために、タダでいいですから、息子さんをいろいろ臨床治験させてください」と言われて、私は「イヤです」と言ったんですけれども、主人に話したら、ここは男と女の違いで、「医学の進歩のために役立つならいいじゃないか」と言うんですね。その辺ぐらいから夫婦仲がギクシャクしておかしくなっていったんですけどね(笑)。

医者も救えない、薬もない、何にもないのであれば、どうやって救えばいいのかと思って調べたら、まずは食べ物で免疫力をつけなきゃいけないとか、ミトコンドリアを活性化させるためにはATPをいっぱいつくらなければいけないとか、いろいろな知識が入ってきたんですね。

そこから、添加物や化学調味料を一切使わない料理をするようになって、食材も、みりんや塩、砂糖に至るまで全部100%自然のものを買い集めようとしたんですが、ないんですよ。本当にない。特に、みりんがなかった。必ずアミノ酸が入っているんです。それが入ってないものを集めるのが大変でした。しかも、いい食材があっても高くて継続できない。

だから、はこぶね組合で、本当にいいものを、より安く、農家さんから直接買えるような感じでという発想に徐々になっていったわけです。私の息子は、ちょっと知能は遅れていますけれども、まだ生きています。たぶん彼を生かしたのは食だったと思います。食というのは、それぐらい強い力があります。なので、ちゃんとしたものを食べることが基本じゃないか。ワクチンじゃなくても自己免疫力を上げる方法はあります。自己免疫力を上げるには、まず食を見直すことが大事かなと私は思います。

自己免疫力を上げることが非常に重要になってくるかと思いますが、先生は、医者として、どういうふうにしたら自己免疫力が上がると思われますか。我々がワクチン接種には慎重になりなさいと言うのであれば、私たちはこれから来るいろいろなことにどうやって対処していったらいいのでしょうか。

高橋　零さんがおっしゃったように、食事は大事です。特に添加物まみれの食事を避けること。子どもたちにはお母さんの手づくりの料理を食べさせること。これが基本です。

その次が運動です。私はいつも患者さんに言っているんですが、毎日、最低でも30分は歩きなさい。

運動と食事、これは原理原則です。

あと、「人間の体の中には100人の名医がいる」という有名な言葉があります。人間は、少々病気になったところで、自然治癒力で治してくれるんです。医者や薬が治すわけでも何でもない。ですから、自分自身の体はちゃんと普通に治っていくんだと、もっと自信を持つことです。

私は「しょうもない病気で医者なんかに行ったら行かんぞ」と、よく言うんですが、風邪引いたぐらいで医者に行ったらダメです。風邪薬なんか効かない。

坂の上　ドイツでは、風邪を引いたからといって医者に行かないらしいですね。風邪を引いて医者に行くと、ドイツのお医者さんは「寝ていれば治ります。熱を出して寝てなさい」と言って、薬も出さずに帰すんですって。

高橋　それが名医です。私もそうしています。患者さんは、熱が出ると下げようとするじゃないですか。熱が出るのは、ウイルスないし細菌が入ってくると、熱を上げて、その熱でウイルスや細菌を殺そうとする人間の防御反応なんです。ですから、熱が出たら、むしろ喜ばないといけない。

それをあえて薬を飲んで熱を下げようとするでしょう。医者もアホだから、熱が出たと言ったら熱さましの薬を出すんですよ。ご丁寧に、咳止めとか、抗生物質とか、ひどい医者は風邪ごときで7種類ぐらい薬を出す。日本はそれぐらい医者のレベルも非常に劣っている。

Part ⑧ 世界人口の2％の日本人が世界の薬代の40％を使っている

坂の上　先生は、アメリカの大学で20年ぐらい医者として研究されてきたわけじゃないですか。アメリカは、値段も高いけれども、医療技術が結構進んでいることで有名ですね。アメリカの医療を知っている先生が日本に帰ってきて日本の医療を見て、正直、どう思われましたか。

高橋　アメリカは、25％の人が医療保険に入れないんですよ。貧乏な人は入れない。だから、病気になったら困るので、食事に気をつけたり運動したり、病気にならないように努力していますよ。

　日本は国民皆保険だから、病気になったら医者に行って安い薬をもらったらいいという発想で、みんな自分で自分の健康を維持しようという気がないんですよ。国民皆保険はもちろんすばらしいんですが、それは悪い一面です。
日本人の人口は世界の2％なんですが、たった2％の日本人が世界の薬代の40％を使っているんですよ。ちょっと病気になったら、医者に行って薬をもらう。薬を出さないと、あそこのお医者さんは薬をくれなかったと、患者さんが文句を言うわけです。

坂の上　だから日本では、正しいことをしようと思っているお医者さんは肩身が狭いというか、非常につらい思いをするんですね。はこぶね組合にもお医者さんたちが結構集まってくださっています。もちろんワクチンや抗ガン剤に慎重な医師の会の人たちで、ムダな薬は極力出さないように、ムダな検査は極力しないようにしています。
でも、日本は全部点数制だから、レセプトを切って厚生労働省に請求して、それが2カ月後に振り込まれるということになっているので、どれだけ点数を稼いだかで病院の収入が決まるんですね。だから、検査をあまりしない、薬もあまり出さないとなると、本来はすばらしい医者なのに、点数が上がらないから、日本の大病院ではよくない医者だという評価を下されてしまうわけです。そこも考えないといけないですね。

高橋　今の70歳以上の人たちは、平均で5種類ないし10種類ぐらいの薬を飲んでいるんですが、見たら、要らない薬がいっぱい出ている。私が、これは要らぬ、これは要らぬと削っていくと、残るのは2種類ぐらいです。それで経過を見ていくと、年寄りはみんな元気になります。薬が悪さをしているんです。皆さんもそういう発想を持っておられたらいいと思います。

今はネットが盛んなので、出された薬がどんな薬かわかるじゃないですか。それで調べていくと、要らぬ薬ばっかりです。それが日本人の健康をむしばんでいる一番の理由です。健康になる秘訣は、医者に行かないこと。これが一番です。

坂の上　医者が、医者に行くなと言っております（笑）。

高橋　医者に行くよりは、いいものを食べて、運動をすることです。

坂の上　医食同源のちゃんとした食べ物を食べて、運動して、病気になったときには、必要最低限の薬だけ飲んで、自分の治癒力に任せる。で

坂の上　医者が、医者に行くなと言っております（笑）。

高橋　医者に行くよりは、いいものを食べて、運動をすることです。

坂の上　医食同源のちゃんとした食べ物を食べて、運動して、病気になったときには、必要最低限の薬だけ飲んで、自分の治癒力に任せる。

きれば、良心的なかかりつけ医を見つけましょうということですね。

はこぶね組合はＮＡＵコミュニティーをあちこちにつくっているんですけれども、医食同源ＮＡＵですから医者も入っていて、みんな良心的なお医者さんたちです。うちには、薬をバンバン出すのではなくて、患者さんの目線で治そうとしてくれるお医者さんたちが集まっていて、本当にありがたいことです。そういうお医者さんたちが各地域にいるので、これから良心的なお医者さん全国マップをつくろうかと思っています。

ぜひそのお医者さんのところに行ってください。

だから、中部地方の人たちは、高橋徳先生のクリニックに行ったらいいということになります。

高橋　来てもらっても、何も薬は出しませんし、話をして終わるだけですけどね（笑）。

坂の上　今は、薬を出して、検査をして、手術をして、高い医療費になるという仕組みだから、薬も出さず、検査もあまりせず、手術も極力しないで病気を治すお医者さんは、日本では儲からないんですよ。かわいそうなことに。

だけど、すごいお金をかけて医者になるわけでしょう。だから、皆さん、回収しなきゃいけないんですよ。病院だって商売だから、経営が成り立つためには、薬も出して検査もしなければいけない。大学病院でも何でも大きな病院のお医者さんにはノルマみたいなものがあって、「君、検査が少ないじゃないか。やる気がないのか」みたいになってしまうわけですよ。

昔は製薬会社の人がお医者さんに営業に来ていたんですけれども、最近は医者じゃなくてＩＴのソフト開発会社が営業に来るそうです。なぜかというと、今はコンピューターに病名を入れたら、それに必要な薬とか手術とか処置が出てきて、医者はそれに基づいてやっていけばいいというふうになっているんですね。ナビに頼って運転しているタクシーの運転手さんと同じように、それを見て処置方法や治療方法を決めるというお医者さんがふえてきて、頭を使わなくなってきているんですね。

自分で考えるということをしないといけない。しかし、今の日本人は自分で考えることが少なくなったから、政府やお医者さんの言うことに、ああ、そうなんだと、素直に従っていく。ところが、よくよく見てないと、特にＤＮＡワクチンみたいなものは地獄への一歩につながるよということを強調して、第１部を終わりたいと思います。

皆様、どうもありがとうございました。

第2部

ワクチンSOSと世界を幸せにする方法《オキシトシン・メソッド》

Part ⑨ ワクチンを拒否するためのアドバイス

これまでとレベルの違うＤＮＡワクチンと対峙する

坂の上　「ワクチンＳＯＳ」ということで、ワクチン強要から皆様をどのようにして救っていくのかという準備を着々と進めておりまして、ほぼできておりますが、ワクチンだけではなく、本当の意味での解決法はどういったものなのかということについてお話ししていきたいと思います。

第１部でＤＮＡワクチンとはどういうものかお話ししていただきました高橋徳先生は、オキシトシンの研究でもかなり有名な方ですので、オキシトシンについてお伺いしたいと思います。

高橋　オキシトシンというのは、利他、つまり他人を愛する気持ちと、我々の健康に関わっている非常に大事なホルモンで、坂の上さんがこれからつくろうとしている神の意図した世界の構築、つまりＮＡＵコミュニティーには大事なコンセプトじゃないかと思いますので、後ほどゆっくりお話しさせていただきます。

坂の上　第1部では、ＤＮＡワクチンとは一体どのようなものかということについて詳しく掘り下げてまいりました。

現状、ワクチンに対して慎重になりなさい、あるいはワクチンは要らないといった本がいろいろ出ていますけれども、それらは製法がＤＮＡワクチンではなかったのです。その辺について高橋先生に補足していただきたいと思います。

高橋　今までいろんなワクチンが出回っていたんですけれども、全て鶏卵法といって、ウイルスをニワトリの卵の中で培養して、それを弱毒化あるいは無毒化して打っていたんです。

ところが、今回、新型コロナで用いられる遺伝子ワクチンは、鶏卵法とは全く異なります。

今までもいろんなワクチンに対して批判がなされて、そういう本もいっぱい出ていますが、これらは今までの鶏卵法でつくられたワクチンに対する批判だったんです。

具体的に言えば、1つは、無毒化したつもりが毒がちょっと残っていて、この毒が我々の体に悪さをした。

もう1つは、なかなか抗体ができにくいので、抗体ができやすいように、アジュバントと言われる、いろいろな添加物を入れていたんです。水銀だったり、チメロサールだったり、防腐剤だったり、こういった添加物が我々の体に悪さをした。

この両者が相まって我々の体に悪さをするというのが従来のワクチン論争で、この論争にのっとってワクチンはダメだと言っていた人がいっぱいいるんですが、今回の遺伝子ワクチンは、無毒化は関係ありません。DNAですから、毒を打つわけじゃない。それから、アジュバントも入

高橋　我々は新型コロナに対するワクチンを批判する理論武装をしなくちゃいけないということです。
その理論武装の１つが、ワクチンと称して人間の遺伝子操作をしようとする前代未聞の事態が起きているということです。

れません。ですから、今までのようなワクチン論争をしても肩すかしにあいます。

坂の上　つまり、全然別のロジックに基づいて製造されているのがDNAワクチンで、これは過去に前例がないから、今までのワクチン批判は全部当てはまらないことになるということですね。

高橋　そうです。ですから、我々は新型コロナに対するワクチンを批判する理論武装をしなくちゃいけないということです。

その理論武装の1つが、ワクチンと称して人間の遺伝子操作をしようとする前代未聞の事態が起きているということです。こんなことはかつて行われたことはないので、この副作用がいつ出るか、明日出るか、5年先か10年先かわからないし、我々の子どもたちに出るかもしれない。そういった研究が全くなされないままに、やみくもに、性急にワクチンが開発されている。そのことに対して我々はいろいろ勉強して異を唱えていかないといけない。今までのワクチン論争と全く異なるということを、皆さん1人1人が考えていただきたいと思います。

坂の上　私も『なぜワクチン薬害が起きるのか』という本を書いていますけれども、それとは違う種類のワクチンなので、我々としては、遺伝子組み換えを対人間にしていいのかどうかという根本的な人道論とか、人間が人間として生きていく基本的な人権とか、こういった観点から反対していくべきではないかと思っています。

「ワクチンSOS」

坂の上　ということで、2部の「ワクチンSOS」を始めたいと思います。

国は、前代未聞の事態を引き起こしかねない、まだどうなるかわからないようなワクチンを、これから皆さんに無料で打とうとしています。恐らく小さい子にも打とうとするでしょう。母子手帳にも書いてくるでしょう。そうすると、真面目なお母さんであればあるほど、打たなきゃいけないと思って打ちに行くでしょう。

坂の上　ワクチンを反対するときには必ず、最終的にはケンカをするぐらいの状態になってしまいます。ですから、夫婦、家族みんなで、高橋徳先生と坂の上零の今日の対談の動画や本を読んでいただいて気づいてくれることを願うんですけれども、不幸なことは、家族全員に反対される可能性があるんです。

夫婦で一緒にわかってくれたらいいけれども、片方だけわかっていて、片方が全然わかってないときに問題が起きます。例えば、お父さんが「おまえ、ワクチンなんか打たせるな」と妻に言ったとします。お母さんが「何を言っているの。無料だし、政府が打てと言っているのよ。コロナがはやっているのよ。政府や医者の言うことを信じないの」と言った場合、どうするか。その反対もあります。妻のほうが打たないと言っているのに、夫が打てと言う場合もある。または、おじいちゃん、おばあちゃんが言う場合もある。このように家族にかなりの亀裂を生んでしまう可能性があるんです。

これははじめから言っておかなければいけませんが、ワクチンを反対するときには必ず、最終的にはケンカをするぐらいの状態になってしまいます。ですから、夫婦、家族みんなで、高橋徳先生と坂の上零の今日の対談の動画や本を読んでいただいて気づいてくれることを願うんですけれども、不幸なことは、家族全員に反対される可能性があるんです。そのときどうするか。

坂の上　家族だったらまだいいけれども、打たないと学校に登校させてやらないとか、会社に来てはいけないとか、飛行機に乗せてやらないということになった場合、どうやって闘うのか。こういったことも考えておかなければいけません。

家族だったらまだいいけれども、打たないと学校に登校させてやらないとか、会社に来てはいけないとか、飛行機に乗せてやらないということになった場合、どうやって闘うのか。こういったことも考えておかなければいけません。

なので、今日は、これから起こり得る家庭内のトラブル、地域のトラブル、学校でのトラブル等々をできるだけ未然に防ぐためにアドバイスができたらなと思います。

結論を先に言いますと、たとえ夫婦間で深刻な亀裂が起きても、打たないと登校させないということになっても、DNAワクチンに限っては断るべきだと私は思います。

なぜならば、断言することはできないけれども、作家の特権として言わせていただければ、DNAワクチンを打つと、人間が人間じゃなくなるし、人間が人間の子どもを産まなくなると私は思っています。そういうことは、4、5年前に出た『死に至る病　日本病』にも既に書いています。遺伝子組み換えを人間にやることは言語道断だと思いますし、こ

坂の上　断言することはできないけれども、作家の特権として言わせていただければ、ＤＮＡワクチンを打つと、人間が人間じゃなくなるし、人間が人間の子どもを産まなくなると私は思っています。そういうことは、４、５年前に出た『死に至る病　日本病』にも既に書いています。

れが及ぼす被害ははかり知れない。『バイオハザード』という映画のようになるんじゃないかと私は思っています。

高橋先生、ワクチンを打たないと学校に来るなとか出勤するなと言われた場合、打つ、打たないでケンカになって離婚沙汰になったり、たぶん皆さん同じような問題を抱えると思いますので、そういうときにはどうしたらいいんでしょうか。

高橋　同じ議論はインフルエンザワクチンでもあったんですよ。田舎のおばあちゃんが娘に電話してきて、「あなた、インフルエンザの注射を打ちなさいよ」としつこく言ってきて、あまりにもうっとうしいから、打ってないけど、「打ちました」と言ったそうです。これは1つの方策です。それでいいんですよ。

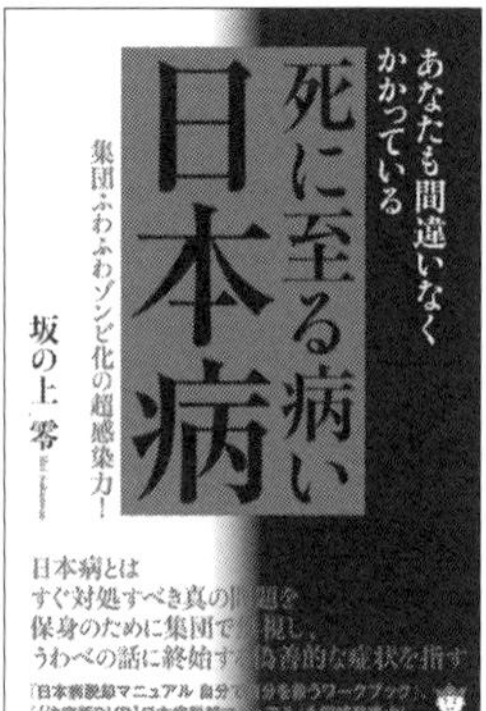

坂の上　旦那がブーブー言うんだったら、打ってなくても打ったと言う

と。

高橋　それが夫婦円満の一番の鍵でしょうね。ただ、子どもさんを一番守らないといけないので、お母さんが子どもに打たせたくなかったら、子どもにウソを言わせるかですね。どうしますかね。

坂の上　でも、母子手帳に打った記録がなかったら、「打ってないじゃないか。ウソつきやがって」となったら、困りますよね。全部打ってないと保育園へ入れないとか、小学校に入れないというふうにだんだんなっていますので、適当なことを言っていても、必ずばれるんですね。そのときにパートナーをどうやって説き伏せるか。

でも、皆さん、ここは頑張らなきゃいけない。ケンカしてでも、最後は離婚してでも子どもを守らなきゃいけないと思います。妻が打たせようとするなら、その妻と別れたほうがいい。旦那が打たせようとするなら、その旦那と別れたほうがいい。そこまでしてでも自分の子どもを守ったほうがいいと私は思います。

ただ、「あなたが言ったようにやったら離婚されて生活ができない。

坂の上　ケンカしてでも、最後は離婚してでも子どもを守らなきゃいけないと思います。妻が打たせようとするなら、その妻と別れたほうがいい。旦那が打たせようとするなら、その旦那と別れたほうがいい。そこまでしてでも自分の子どもを守ったほうがいいと私は思います。

どうしてくれるんだ」と言われたら、私も責任がとれないので困るんですが（笑）。経済的な問題は確かにあります。

そういうことのためにも、NAUビレッジというのを早くつくって、何とか生きていけるようにしよう、NAUポイントで物々交換したりして衣食住は大丈夫にして、食糧危機が来ても、こういう問題が出てきても、何とか対処できるようにしようとはしています。

しかし、一番核となる家庭がグラグラしていたらいけないので、やはり意見を統一すべきだと思います。では、どういった意見で統一すべきか。このワクチンを打たせないという方向で意見を統一すべきです。それ以外にないんですよ。もう選択の自由はないと私は思いますよ。

だから、大変過酷な状況が各家庭で生まれると思いますけれども、先生、そのときはどのようにして丸め込んだらいいでしょうね。

高橋　先日、20人ぐらいのママさんたちにDNAワクチンの話をしたら、皆さん、「DNAワクチンというのはそんなに怖いんだ。知らなかった。家に帰って旦那としゃべってみます。ただ、旦那はワクチンを打てと言っているんです」とおっしゃるんですね。お母さんたちは自分の子どもがかわいいから、勉強すると、なんとしても打たせたくないと思うんですね。だから、お母さんがお父さんを説得すべきです。お父さんは知らないんです。今までのインフルエンザのワクチンの延長線上にコロナのワクチンがあると、皆さん思っています。

坂の上　全然違うワクチンですからね。

高橋　コロナワクチンが今までと同じ鶏卵法でつくったワクチンなら、私もこんなことは言いません。インフルエンザのワクチンは、打っても効かない人がいっぱいいます。でも、効かない人は効かないし、効く人は効く、それでもいいじゃないかみたいな感じだったですよね。

でも、今回は違います。一旦打ったらおしまいです。

坂の上　生物兵器だと言ってもいいぐらいです。だから、絶対打ってはいけない。会社の健康診断とかに入れられてくる可能性があるので、そのときはワクチンは拒否すべきです。

高橋　DNAワクチンの怖さがわかってきたら、ワクチンを信奉してい

高橋　お母さんたちは自分の子どもがかわいいから、勉強すると、なんとしても打たせたくないと思うんですね。だから、お母さんがお父さんを説得すべきです。お父さんは知らないんです。今までのインフルエンザのワクチンの延長線上にコロナのワクチンがあると、皆さん思っています。

たお父さんたちも考え方が変わると思いますよ。

坂の上　ただ、ここで日本人の性格が出てくるんですよ。会社でもみんな打っているのに、僕だけ打ってないと出勤しにくいじゃないか。あるいは、ワクチンを打たないと海外赴任できないので出世に響く。たとえ日本で拒否できても海外で打たれるということになったりするんですね。もう既にオーストラリアの航空会社が、ワクチンを打ってなかったら搭乗させないという方針を打ち出しました。ということは、客室乗務員さんもパイロットも全員打たせる。たぶんワクチン接種履歴みたいなものがつくられて、それを見せないとダメだということになると思います。

私が20歳ぐらいからずっと、国家が食に毒を盛るよ、ワクチンや薬で殺されるよ、だから早く目覚めなければいけないよと、警鐘を鳴らし続けてきたんですね。その日が来ないために、『天使になった大統領』という小説も書きました。

しかし、その日が来てしまいました。だから、私も覚悟を決めないといけない。

坂の上　私が20歳ぐらいからずっと、国家が食に毒を盛るよ、ワクチンや薬で殺されるよ、だから早く目覚めなければいけないよと、警鐘を鳴らし続けてきたんですね。その日が来ないために、『天使になった大統領』という小説も書きました。

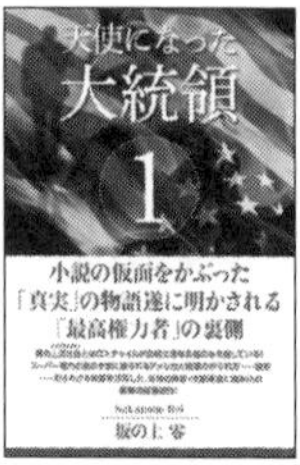

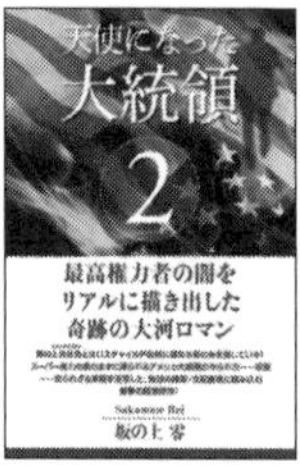

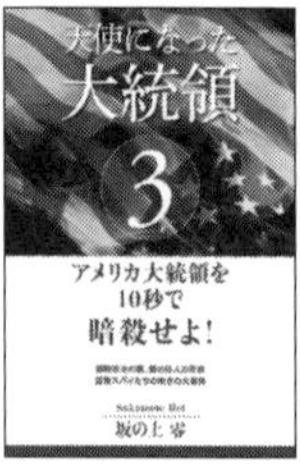

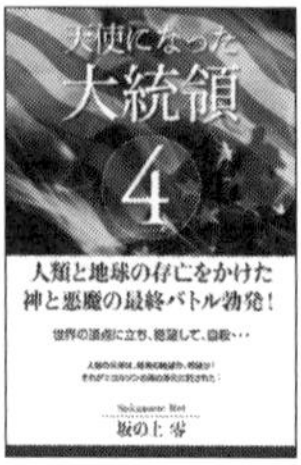

皆さん、家族を守るために仕事をやめられない、しようがないから打つとか、周りの人からブツブツ言われて面倒くさいから打つとか言います。そういう人は『死に至る病　日本病』を、ぜひ読んでいただきたい。それは日本病なんです。

１００人中99人が間違った方向に行っても、それが間違っているとわかったら行ってはいけないんです。しかし、日本人は変な意味の協調性みたいなのがあるんですね。特に目上の人とか、上司とか、権威のある人に言われると弱い。そして、それが自分の生活に支障が及ぶような不利益なことを起こすとなれば、結構簡単に音を上げて長いものに巻かれたり、体制派についてしまう。正しいとわかっていても、それを放棄して、強い側につく。本来の日本人はそうじゃないけど、そういう極めて卑屈で卑怯な性質を、ある面、持っています。

日本人は、よくも悪くも協調性や団結心があるんですね。それがいい意味で発揮されれば、戦後、どん底になった日本が、アメリカからいろんな技術を盗んだけれども、最終的にアメリカやほかの国よりいいものをつくって、製造業で突出した力を発揮して、ジャパン・アズ・ナンバーワンと言われるようになって、世界第2位の経済大国に上り詰める原動力になったことも確かで、日本人はすごい国民なんです。

でも、協調性が間違った方向に行ってしまうと、今回のマスクはいい例ですが、マスクをしたからといって別にウイルスを防止するわけじゃないのに、マスクをしていない人はいないぐらいです。マスクが予防するからしているという人もたまにはいるでしょうけれども、実はそれは少なくて、ほとんどの人は、みんながしているからしているんじゃないでしょうか。それをしないと出勤できないとか、自分だけしないわけにはいかないとか、一種の同調圧力に負けてマスクをしているんですね。

そういったところにワクチンを持ち込まれて、日本人の協調性の悪い面が出てきたら、「赤信号、みんなで渡れば怖くない」じゃないけど、「ワクチン、みんなで打てば死なない」と勝手に思ってしまって、集団で受ける可能性があります。

もしそうなっても、この本を読む人や、この動画を見る人や、私や高橋徳先生や船瀬俊介さんなどごく一部の方々が本当のことを言っているので、ああいうふうに言っていたなと思い出して、ぜひ踏みとどまってください。会社で打てと言われても、母子手帳に書いてあっても、コロナワクチンは打ってはいけません。そして、打ってはいけないと教えてあげたら嫌われるんじゃないかではなくて、どんどん教えてあげてほしいんです。

私もそういう活動をやっていきますけれども、教えたことによって、もしかしたら嫌われるかもしれない。ワクチンを打つなと止めたことによって恨まれることもあります。夫婦仲が悪くなったり、学校で居場所がなくなったり、いじめられたり、いろんなことがあるかもしれない。それでも、打つのはやめてくれと言っているんです。

坂の上　ワクチンに関してだけは、ユーチューブの私のチャンネルＺＥＲＯの動画も即日消されますからね。一般公開してなくて、ココナウの組合サポーターさんしか見ることができないにもかかわらず消される。それぐらいワクチンに関しては、今、言論統制がひどいです。

こういうふうに言うからには、私も腹をくくらなきゃいけないと思っています。私たちは、あなたは一体何のために生きているんですか、その活動を何のためにしているんですかという本当のところを、ここで突きつけられているんです。

ワクチンに関してだけは、ユーチューブの私のチャンネルZEROの動画も翌日消されますからね。一般公開してなくて、組合サポーターさんしか見ることができないにもかかわらず消される。それぐらいワクチンに関しては、今、言論統制がひどいです。新聞やテレビのような既存のメディアが何も言わないのであれば、どうやって一般の人が知ることができるのでしょうか。フェイスブックなどのSNSだって、ワクチンに関しては容赦なくバシバシ消されまくります。そのうちアカウントも飛ぶかもわかりません。

そういった中でも書籍も出るでしょう。しかし、本を読んでくれない人はどうするのかとか、いろいろありますね。だから、皆さんが口伝えでいろんな人に言ってあげてください。今日聞いたお話を、自分でわか

坂の上　実は「ワクチンＳＯＳ」には、パイロットさんとか、看護師さんとか、お医者さんからも、助けてほしいという依頼があります。あとは海外赴任する商社マンからも、打たれるのでなんとかしてくれという声があります。

っただけじゃなくて、少なくとも10人に伝えてください。その10人がさらに10人というふうに伝えてくれてバーッと広がっていって、DNAワクチンは危ないんだということが常識になってもらうようにしてもらいたいと思います。これは私からのお願いです。

実は「ワクチンSOS」には、パイロットさんとか、看護師さんとか、お医者さんからも、助けてほしいという依頼があります。あとは海外赴任する商社マンからも、打たれるのでなんとかしてくれという声があります。

私は1人でも多く助けたいと思っています。だから、これをダメにされるわけにはいかない。スパイとかが入ってきてメチャクチャにされるわけにはいかないから、全部水面下でやっていきます。だから、クリニックの名前もお医者さんの名前も内緒ですが、とりあえず日本にはまだ希望があります。

アメリカにもドイツにもあります。この間ドイツでは、お医者さんたちが立ち上がって、コロナ騒ぎは詐欺である、医療的に正しくないということを、正式な場に出てきて記者会見でおっしゃいました。すごいなと思います。この差ですよね。

日本の医者で誰かやっているでしょうか。やってないですよね。個人的に出てきてくださる崇高な方はいらっしゃいますが、ああいう場でバシッとやることは誰もしない。それは自分の立場が悪くなるからです。だけどドイツでは、自分の立場が悪くなるかもしれないのに、ああやって出てきてお医者さんたちが闘っている姿を見て、私は本当に感動しました。人間って捨てたものじゃないなと思いました。

アメリカの女医さんも良心から一生懸命闘っていらっしゃいますが、アメリカは日本みたいに選択肢がなくて絶対打たなくてはいけないので、本当に大変です。アメリカからもSOSがいっぱい来ています。日系人はもちろん、そのほかの方からも「ワクチンを打たなくて済むんですか」という問い合わせがあります。それぐらい深刻な状態なんです。だから、私も気を引き締めて人命救済しなければいけないと思っています。

でも、私は医者じゃないので、私だけがやろうと思ってもできません。

しかし、世の中は捨てる神あれば拾う神ありで、すばらしい人たちもいっぱいいるんです。最近は、無理やり抗ガン剤を打って殺すようなことをやっているとか、お医者さんや日本の医療に対する批判が多いじゃないですか。確かにそうかもしれないけれども、目覚めて、本当に良心的な医療をやろうと思っていて、ワクチンや抗ガン剤に慎重なお医者さんも一部にいるんです。そういった方々が現場でものすごくつらい思いをしてやっているということも理解してあげてほしいと思います。

Part ⑩ 「ワクチンSOS駆け込み寺」

協力してくれる医者たちを守りながらの活動

私は長年ワクチン問題で闘ってきて、ワクチンを強制する時代が来るとわかっていました。何のために強制するかというと、マイクロチップを人体に埋め込むためです。これを聖書では「666」と言っています。マイクロチップを人体に埋め込むために、ある意味、コロナ騒動をでっち上げ、申し合わせたかのようにほとんどの一流大学がDNAワクチンしか研究してなくて、それをなんとちゃんとした治験をやっているかやってないかもわからず特急で認可して、これを来年から皆さんに努力義務で打たせようという話なわけです。

もう時間がないんです。私は、あと数年くれるのかなと思って、NAUコミュニティーをつくろう、NAUビレッジをつくろう、救済方法をつくろうと、のんびりやっていましたけれども、ワクチンが来てしまいましたから、もう待ったなしです。だから、急いで「ワクチンSOS」をつくりました。

私は何年も前から、「良心的なお医者さん全国マップ」というのをつくるために、goodheartdoctor.orgでドクターたちを集めてきました。ITだけで集めたわけじゃなくて、いろんなところで会ってきたわけです。この中に「ワクチン・抗がん剤に慎重な医師たちの会」の登竜門があります。でも、その医師たちが誰かわからないようにしてあげないといけない、国家権力にばれてはいけないので、そこには書いていませんけれども、DNAワクチンを打ちたくない一般の人たちをできるだけ救済する側に回ってくれるお医者様を募集しているので、ぜひ登録していただきたいと思います。それは、http://goodheartdoctor.comです。「ワクチンSOS駆け込み寺」でトップに出てきます。それだけ視聴があるということですね。

同じサイト内の「ワクチンSOS駆け込み寺」に登録したら、こういう手順で救済しますよというメールが来ます。そして、機密保持契約（NDA）をしていただきます。なぜしなきゃいけないのかというと、ひとえに「ワクチンSOS」の活動を続けるためです。そして、医師や私たちが訴えられないためです。助けられた側が助けた側を訴えるケースも起こり得ますし、スパイや工作員がいっぱい入ってきて、どこで足元をすくわれるかわからない状況です。なので、最初にNDAを取って、「ワクチンSOS」や医師から仕入れた情報や経験したことは一切秘密にしてもらいます。また、紹介状や、医師の診断書等々もみだりにツイッターやフェイスブックやブログなどのSNSにアップしない、メールでも送らないようにしてください。インターネットを介せば、大体捕まえられてしまうからです。

助けたい人がいたら、「ワクチンSOS」のgoodheartdoctor.orgを教えてあげてください。それはもちろん口伝えです。紹介者がいないとできないようになっています。ちゃんと本人確認するために、紹介された人はcoconau.comで組合サポーター登録をしていただきます。そうすれば、紹介者と紹介された人がひもづきます。それによってサクラや工作員は入れないことになります。山田花子ですと来たのに、実は山田花子じゃなくてどこかの回し者だったということがないようにしています。

それぐらい厳重にしても１００％ではないかもしれないけれども、頑張って人命救済に協力してくださるお医者さんたちが訴えられないように、できるだけ彼らを守るようにしないといけない。そして、その数をふやしていかないといけない。これは結構命がけの闘いなんです。

我々がこんなことをやったからといって、大して儲かりもしません。しかし、これはやらなければいけないと思って使命感でやっています。医師たちも、これこそが本当の人命救助だという使命感でやってくれているわけです。作家の使命感と医師の使命感でやっているんです。

だから、受ける側も、これを受けたほうがいいでしょうか、受けないほうがいいでしょうかというようなバカな質問をしないでほしいんです。時間のムダなので、このサービスを受けると決めた人以外、来ないでほしいと思っています。DNAワクチンを拒否したいという人は必ず救います。

今日はどのように救うかということをご説明しようと思って、そのための「ワクチンSOS」なんですけれども、ここは慎重にならないといけないんですね。お医者さんネットワークを何年もやっている間には、それなりのことがありました。いろんなトップ医大の先生たちとも話してきました。医食同源の理念に賛同して、はこぶね組合にもNAUにも、すばらしいお医者さんたちが来てくださっています。新しい国づくりをしたいと思ってくださる先生たちもいます。

その先生たちとお話しした結果、本になって出版されたり、動画配信されたりして証拠として残ってしまうところで、こちらがあんまり手の内を明かしてはいけないということで、どのように救済するか具体的な方法は、すみません、秘密にさせてください。

しかし、必ず救います。救う道があります。

それを受けたい人は、goodheartdoctor.orgに登録して申し込んでいただきたいと思います。たぶんCOCONAUになると思いますけれども、新しくNAUTVというのをつくって、Zoomのようなシステムを開発したので、それを組み込んでいきます。そこで録画もできますので、一応説明して、自分の意志で自己責任で受けますということを言っていただいて、なおかつウェブ面接でオーケーであれば紹介状を書くという感じです。所要時間は大体5分から10分です。その紹介状を持って、「ワクチンSOS」が指定する医師たちのところに行ってください。診断は受けなければならないんです。だから、ご面倒でも、予約を取って診察を受けてください。

どういうふうにするかということはそこでご説明があるかと思いますけれども、ご安心ください。皆様がワクチン接種からちゃんと救われるようにします。これは断言します。

医者が大変な目に遭うので、スパイや工作員を送らないように、こちらも最大限のリスクマネジメントをして万全を尽くしますが、それでも入ってくるでしょう。ある先生から「たとえそういうふうに一生懸命やってくれても、医者やワクチンSOSを訴える人は出てくるだろう。でも、自分は失うものがないし、もう慣れているからいいよ。しかし、本当にとんでもない時代になったもんだ」と言われました。

Part ⑪ DNAワクチンを打たなくていい方法を……

1人1人が踏み絵を踏まされる時代になりました

これからの時代は、第二次大戦下の日本やドイツのようなファシズム的な社会になってきてしまうなと思います。なので、覚醒した人、わかっている人たちがスクラムを組んでコミュニティーをつくって生き延びていく。必要なものを、円やドル、暗号通貨を介さないでNAUポイントで物々交換していく仕組みもつくります。

しかし、もうワクチンが来てしまいます。間に合わないので、最大限助けられるところまでは助けていきたいと思って、このサービスをさせていただきます。

なので、本当にワクチンから救済したい人がいたら、goodheartdoctor.orgに登録して申し込んでください。

大変申しわけないけれども、医師たちや病院の名前は、ここでは言えないんです。救済方法も言えません。なぜならば、言ってしまうと、その裏をかいて政府が何をしてくるかわからないからです。詳しいことを言って、こちらの手の内を明かすわけにはいかないんですが、この方法で救えるだけの人を救いたいと思っています。

お約束します。この方法は、今のところ合法で、DNAワクチンを打たなくてもいい、一番賢い方法なのかなと思っています。

良心的な医者たちもいます。世の中はどっちかだけではないんです。少数派ではありますけれども、人助けのためにやっている、医は仁術というのを真剣にやっている医者もいます。だから、そういう医者も含めて、医者は全て悪者のように書いたり言ったりするのはよくないのかなと思っています。高橋徳先生は良心的な医者の筆頭みたいな人です。

こういう医者たちは、DNAワクチンに関しては立ち上がって声を上げてくださっています。すごいことだと思いますよ。

私は、これからの時代は1人1人が踏み絵を踏まされる時代だなと思っています。自分が不利益をこうむるかもしれない、損するかもしれない、回り道をするかもしれない、今の仕事やいろんなものを失うかもしれない、それでも人間として正しいことをするのかどうかという問いが、1人1人に突きつけられているような気がします。

『死に至る病い　日本病』にも書いていますけれども、日本病の定義の1つは、自分の保身や名誉やお金や利益や、自分が生き延びるために、明らかにそれが間違っているとわかっていても、正しいことが何かわかっていても、それをやる勇気がなくて一歩踏み出すことができなくて集団で無視することですが、これが今の日本人の特徴になってしまったのかなと思います。

ドイツはどうやらそうじゃないから、ドイツ人のほうが戦前の日本人に近いんじゃないかという気がします。本来はサムライスピリットとして日本人にあった潔さや、正義のために立ち上がる美学を取り戻してほしいと思います。

Part⑫ ヨハネの黙示録、666の未来が眼前に現れた！

コロナワクチンは聖書に書かれている666

坂の上　「ヨハネの黙示録」に書かれているような時代になってきたなと私は思っています。実はあそこに書かれていることは、ほぼ全て起こっています。コロナ騒動を意図的に演出して、ワクチンによって強制的にマイクロチップを我々の人体に埋め込もうとしている方々も、5Gなどで我々を完全に奴隷化して支配しようと企んでいる方々も、実は聖書に書かれていることに基づいて行動しているわけです。

彼らは完全に反キリスト側です。ヒンズー教の聖典に書かれていても、仏教の聖典に書かれていても、彼らは気にしないんですけれども、聖書に書かれていることは気にするようで、聖書に書かれていることを全てやっているという感じです。

私はこのワクチンは、もしかしたら聖書に書かれている「666」ではないかと勝手に想像しています。

この点について、先生はどう思われますか。医者という立場ではなくて高橋徳という個人の立場で、お話しいただけますか。

高橋　2000年前に書かれた新約聖書の一番最後は、「ヨハネの黙示録」というおどろおどろしい預言の書なんですよ。ここに書かれているのは、1つは、「ハルマゲドンで神と王たちの戦いが起こると、空からイエス・キリストが再び降臨してきてその戦いを収めて、千年王国ができる」。

もう1つは、「これからは、額あるいは右の手に刻印を打たれる。刻印がない者は、全てモノの売り買いができなくなる。その刻印の番号こそが、獣の番号の666である」と書かれています。

今、アメリカの宗教界を牛耳っている福音派の人は、キリスト教信者の2割を占めていて、この人たちのサポートがなければどんな大統領も選挙に勝てないというぐらい大きな勢力なんです。福音派の信者は、聖書に書いてあることは全て本当で実現すると信じておられます。今やまさに「ヨハネの黙示録」を実現する時代である。そのためには、ハルマゲドンというイスラエルの高原に兵隊を集めて戦争を起こさなければならないという考えで動いている人たちがおります。

もう1つは、「666」という刻印を打たないとモノの売り買いができないと書かれています。

坂の上　つまり、マイクロチップを入れないことにはということですね。

高橋　2020年の3月25日にマイクロソフト社がクリプトカレンシー(仮想通貨)で特許を取っています。これからは、ドルでもない、円でもない、世界共通の仮想通貨の時代にしようということです。

坂の上　紙幣をなくして電子マネーだけにしようとしているわけです。

高橋　そのためには人間にセンサーを打ち込まなくてはいけない。マイ

高橋　2020年の３月25日にマイクロソフト社がクリプトカレンシー（仮想通貨）で特許を取っています。これからは、ドルでもない、円でもない、世界共通の仮想通貨の時代にしようということです。

坂の上　紙幣をなくして電子マネーだけにしようとしているわけです。

高橋　そのためには人間にセンサーを打ち込まなくてはいけない。

クロソフト社はそのための特許を取ったわけです。その番号が、なんと２０２００６０６０６です。

坂の上　皆さん、わかりやすいでしょう。自分たちがやっていることが反キリスト、神に反逆することだとわかってやっているわけですよ。

今、先生がおっしゃったことは非常に重要です。今日はワクチンがテーマだから、ワクチンについてしか話していませんけれども、彼らはお金をなくそうとしているんですよ。NAUもお金のない世界をつくろうとしていますけれども、彼らが言うお金のない世界と、NAUが言うお金のない世界は全く違います。彼らの言うお金の世界は、お金をなくして、みんなから財産を没収して一律貧しくさせて、彼らにすがらないと生きていけないようにするんです。それがベーシックインカムとか政府の給付金とか、いろんな保障とかです。将来的には、チップを埋め込んでいなければ給付してもらえないようになると思います。

仮想通貨や電子マネーなるものは、ワクチンとは別の方法で人体にマイクロチップを入れる手段です。これがお金というものである以上、こ

坂の上　仮想通貨や電子マネーなるものは、ワクチンとは別の方法で人体にマイクロチップを入れる手段です。これがお金というものである以上、これがないと、給料ももらえないし、売ったり買ったりできなくなって生きていけなくなるので、埋め込む人がふえると思いますが、これも踏み絵で、踏みとどまらなくてはいけない。

れがないと、給料ももらえないし、売ったり買ったりできなくなって生きていけなくなるので、埋め込む人がふえると思いますが、これも踏み絵で、踏みとどまらなくてはいけない。ワクチンを打ってはいけないと私が言ったのと同じように、人体に「666」のマイクロチップを入れてはいけない。絶対拒否してください。マイクロチップを入れないと給料をやらないと言うのであれば、その会社はやめたほうがいいです。

それを入れるのと引きかえにベーシックインカムや政府の給付金をくれるのであれば、拒否しても生きていけるように、みんなでしましょうよ。それがNAUコミュニティー、NAUビレッジです。

大変な時代が来たなと思います。うちの子たちも、上の子はミトコンドリア病と診断されて、本来だったらとっくに死んでいるはずですが、食がよかったのか何なのか、まだ生きています。知的障害はちょっとありますが、普通に頑張っています。一緒に農業でもやれば何とかなるから、死ななくてよかったなと思っています。

真ん中の子は頭がよくて、東大に行くと言っているし、行けるでしょう。しかし、東大に行って官僚になったところで、どうするのという話です。ちょっと前の世界だったら、大学を卒業した後、希望があったし、それなりの進路もあったけれども、これからは社会がゴロッと変わってしまうので、今までよかったところが泥船になります。例えば、銀行、政府関係、中央官庁、国家公務員といったところが全部、ならないほうがいい職業になってしまいます。

なぜなら、そういうところに勤めたら全部チップを入れられるからです。私は母として、そういうところに就職してもらいたくない。そんなのだったら頭がよくないほうがよかったと思います。

しかし、本人は、私がいくら言ってもわからない。我が子でも、説得するのは本当に大変なんですよ。「お母さんと一緒にNAUビレッジをつくって農業をやろうか」と言うと、一言、「イヤだ。大変だし、カッコ悪い」。彼は、官僚になるか、資格を取って税理士か弁護士かになるらしいです。

何になってもいいけれども、今の若い子たちは本当にかわいそうだなと思います。これから向かっていく先には希望がないし、それほど多くの職業がないんですよ。というのは、ＡＩが多くの仕事を代行します。すると、人件費が下がります。給料も下がります。コロナによって、世界恐慌に近いぐらいの経済危機が来るでしょう。

すると、政府の給付金に頼らざるを得ない。政府は大盤振る舞いでどんどん出していいと思いますが、どこかの時点でそれが電子マネーないし仮想通貨に変わってしまって、たぶんそれだけになってしまいます。そうなってしまったら、財産没収と同じです。

ゲサラ（ＧＥＳＡＲＡ）とかネサラ（ＮＥＳＡＲＡ）とかいろいろ言われていますけれども、アメリカ政府が発行したものを買うのだとすれば、皆さん、怖いですよ。今、Ｑアノンさんが宣伝していますけれども、どうなるかわかりませんよ。私はすごく懐疑的です。私は買わない。

今、ニセ予言者もふえています。トランプさんは、今はアメリカファーストと言ってアメリカのために一生懸命頑張っていますし、そこに真実があることもわかりますが、ロスチャイルドのおかげでビジネスをや

坂の上　ゲサラ（GESARA）とかネサラ（NESARA）とかいろいろ言われていますけれども、アメリカ政府が発行したものを買うのだとすれば、皆さん、怖いですよ。今、Qアノンさんが宣伝していますけれども、どうなるかわかりませんよ。私はすごく懐疑的です。私は買わない。

ってきた人です。バイデンであってもトランプであっても、結局のところ、後ろで糸を引いているのは同じじゃないでしょうか。

私は、金融に関しては、ホワイトハットやＱアノンの情報だけを信じることは危険だと思います。もちろんウソじゃなくて、それはそれで事実なんです。悪魔崇拝の儀式に参加しているディープステートをとっちめて、イモヅル式に制裁を加えて、アメリカ政府をアメリカ人の手に取り戻そうと頑張ってやっていることはよくわかりますし、死を覚悟してやっているすごい方だなと思います。

でも、金融に関しては、彼の言っていることには私は懐疑的です。なぜなら、私はわかるからです。何に基づく新しいゲサラなんですか、ネサラなんですか。金本位制に戻すと言っているけれども、その金はどこにあるんですか。見せてください。まさかブラジルにたくさん眠っているとか言わないでくださいよ。ほとんど掘り尽くされているわけじゃないですか。金とか銀とかCO_2排出権とか、鉱物とか石油とか、もうそういう段階じゃないんです。いずれにしても、私は既に新しいマネーを

坂の上　今、ニセ予言者もふえています。トランプさんは、今はアメリカファーストと言ってアメリカのために一生懸命頑張っていますし、そこに真実があることもわかりますが、ロスチャイルドのおかげでビジネスをやってきた人です。バイデンであってもトランプであっても、結局のところ、後ろで糸を引いているのは同じじゃないでしょうか。

発明して世界特許を取っております。行く行くは、恐らくそれになっていくのだろうと思います。

しかし、まず最初にワクチンで大々的に世界人口を減らしていくのだと思います。同時進行で、仮想通貨や、ＮＡＵ以外の政府やＩＴ企業発行の電子マネーで人々の財産没収をやっていく。その後に、「６６６」のマイクロチップを入れないと、それが給付できないとか、いろんなことになると思います。

そうなっても拒否できるように、食べ物と水、住むところ、医療、エネルギー、マネー、教育、防衛、こういったものを自分たちでちゃんと確保しておく。つまり、新しい国づくりが必要だと思います。それで私はＮＡＵコミュニティーとかＮＡＵビレッジをつくっていこうとしています。

今は、ヨハネの黙示録の「６６６」が書かれている時代だということを認識していただきたいと思います。

ヨハネの黙示録の中で「６６６」のことが書かれている箇所を抜粋し

て読みます。

「私はまた、もう1匹の獣が地上から上がってくるのを見た。この獣は、子羊の角に似た2本の角があって、龍のように物を言っていた。この獣は、先の獣が持っていた全ての権力をその獣の前で振舞い、地とそこに住む全ての人々に致命的な傷が治ったあの先の獣を拝ませた。そして、大きな印を行って、人々の前で天から地上へ火を降らせた。（中略）第2の獣は、獣の像に息を吹き込むことを許されて、獣の像が物を言うことさえできるようにし、獣の像を拝もうとしない者があれば皆殺しにさせた。また、小さな者にも大きな者にも、富める者にも貧しい者にも、自由な身分の者にも奴隷にも、全ての者に、その右手か額に刻印を押させた。そこで、この刻印がある者でなければ、物を買うことも売ることもできないようになった。この刻印とは、あの獣の名、あるいはその名の数字である。ここに知恵が必要である。賢い人は、獣の数字にどのような意味があるかを考えるがよい。数字は人間を指している。そして、その数字とは666である」

これが政府やIT企業発行の電子マネーという形になって、いよいよ人体に入れられてくる。同時進行で、ワクチンによってマイクロチップという形で人体に入れられてくる。そして、これから普及してくる5Gによって人間はどんどんAI管理されて、外部から操作されることが可能になります。

最終的には、私はこういったものが好きです、あるいはこういったものが嫌いですという個人の嗜好までいじくられるんですよ。外部から操作が可能だから、その人を介して誰かを殺したりすることも、もしかしたら可能になるかもしれない。そういったマイクロチップを人体に入れられてしまい、なおかつ5Gが普及してしまえば、外部から操作が可能な完璧なロボット、奴隷のような存在に人間がなってしまう。

なおかつ、DNAワクチンでまともな人間でいられるかどうかも疑問になってくる。自分の子どもが人間として産まれてくるかどうかも怪しいというような状態になってくる。とんでもない時代だと思います。

ということで、真のワクチンからの救済方法については一番最後に話したいんですけれども、その前に、ほとんどの人は真面目に一生懸命生きてきたはずなのに、なんでこんなひどい目に遭わなければいけないのか。我々が何かしたんでしょうか。

その原因は、私たちが「日本病」だからということにあるんじゃないかと思います。

「日本病」というのは、正しいことが何かわかっていても、自分の利権や損得勘定のためにそれをしないで見て見ぬふりをすることです。今の普通の人と言われる人の大半がそうなってしまったように思います。

そういうところから脱却するにはどうしたらいいかということが書かれて

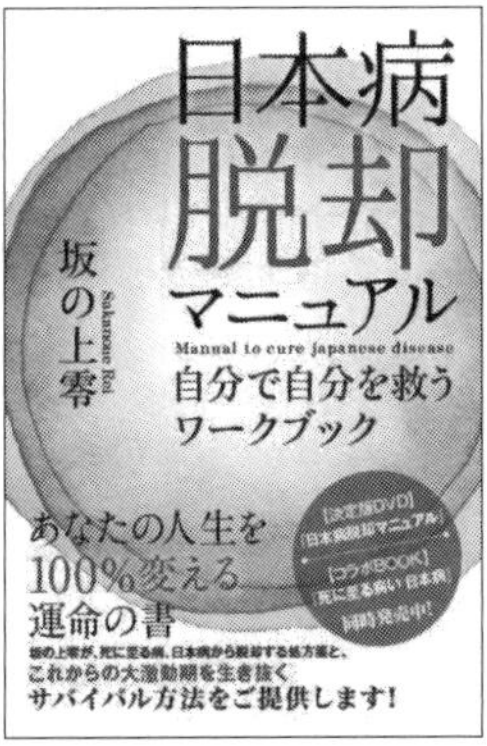

いるのが『日本病脱却マニュアル』です。しかし、これも焼け石に水です。もう来てしまいます。

だから、私たちは早急に何をしなきゃいけないのか。もちろんワクチンを回避するためにいろんな人に真実を伝えることも大事ですけれども、それだけじゃなくて、私たちが今本当に一番しなければいけないこと、一番の救済方法は何かというと、私たち1人1人が聖なる人になることではないでしょうか。そのときがようやく来たのだと思います。

逆に言えば、我々はこんなひどい目に遭って切羽詰まった状態に追い詰められないと、そういったところに行こうとしない。このような地獄社会をつくってしまった一番の原因は、私も含めて、1人1人の生き方や考え方、価値観が、あまりにも「日本病」になっているからです。「日本病」と言っても日本人だけじゃなくて世界中が、自分の得のために生きる、損か得かで判断する、強いほうにつく、長いものに巻かれる。今の政治家が堕落して、政治では世界がよくならないのも全て、政治家が「日本病」で、自分の利害や欲得のために政策を行っているからです。

では、政治家だけが悪いのかというと、そうじゃありません。政治家を変えたら、政権交代したら、首相が替わったらよくなるのか。皆さん、全然ならないですよ。なぜなら、その人も「日本病」だからです。

結局、人間の質、魂、心のあり方があまりにも汚れてしまった。もっと端的に言えば、天から離れているからじゃないでしょうか。だから、天とつながること、天に帰ることが一番重要なことかなと私は思っています。

地獄社会をつくっているのは、実はロスチャイルドでも、ビル・ゲイツでも、中曽根元総理でもないんです。もちろん彼らもやってきてはいるけれども、一番の原因は、我々1人1人が天と離れすぎていること、そして我々の心の中に邪があって、どちらかというと邪のほうに吸い寄せられる傾向が強いことだと思います。

みんなそうです。私もそうなんです。だから、別に偉そうに高いところからモノを言っているわけではなくて、私も自分の中の邪と闘わないといけないんです。そして、私の中にある聖なる私として生きていかないといけないと思っています。

そのチャンスをくれているのが、もしかしたらDNAワクチンや新型コロナじゃないかと考えています。こうしていたほうが得だよね、自分の身を守るためには、もっと楽な道、安易な道、安全な道に行ったほうがいいよね、自分さえ助かればいいよね、私には関係ないからほかの人は別にどうなってもいいよね、自分の子は助けるけれども、ほかの人の子は助けなくてもいいよね、こういう考えがもしあるとすれば、恐らく助からないんです。たとえコロナワクチンを打たないとしても、その人はもう地球に要らない人なんです。

何を言いたいかというと、我々は生き方を改めて、本当の愛に目覚めて、愛に生きる人に生まれ変わらなければいけないときに来ているんです。我々がそれをなかなかやらないので、天がビル・ゲイツやロスチャイルドや製薬会社などの悪玉を仕立てて、我々が本当の愛に目覚めて愛に生きるように、聖人になるように仕向けてくれているんです。

今、我々は凡人で奴隷ですけれども、いつまでもこのままではダメなんです。今ようやく我々も聖人になっていかなければいけない。ミニキリスト、ミニ仏陀になっていかなければいけないんです。自分が不利になるかもしれなくても、天から見て正しいことであればそれをするという人間に生まれ変わっていかなければいけない。それができるかどうかの踏み絵が、ワクチンを打つか打たないかということになると思います。

Part ⑬ 愛のパワー　オキシトシン

長生きの田舎町「ロゼトの奇跡」

坂の上　では、本当の愛、利他の愛とは何でしょうか。実は医学的に利他の愛が証明されているんです。

高橋先生は、オキシトシン研究の第一人者でもあられます。我々が真実の愛に目覚めて生きるときに、我々にどのような変化が起きるのか、医学的なことを先生にお伺いしてみたいと思います。

高橋　零さんは、聖なる人になれ、愛ある人になれという哲学的なお話をされましたけれども、それが医学的にも証明されているということでお話しします。それはオキシトシンというホルモンです。

　世界を見回してみると、お年寄りが元気で長生きしている村、ブルーゾーンと呼ばれる地域が5つあります。カリフォルニアのロマリンダ、コスタリカのニコヤ、イタリアのサルディニア、ギリシャのイカリヤ、そして、日本の沖縄です。この5つの地域に共通していることは、新鮮な魚と野菜があるという食生活と、みんなが毎日毎日運動していることで、食生活と運動が大きな要素であると言われています。

　それなら、お年寄りが毎日いいものを食べて運動をしていたらみんな元気で長生きかといったら、それだけではダメなんです。もう1つ大事な要素が、社交性、人づき合いです。これらは昔からある小さな村なので、村の人たちがそれぞれ仲よく暮らしていけるようなシステムが昔からあったんですね。食生活、運動プラス人づき合い、この3つが相まって、お年寄りが元気で長生きするということが言われています。

　1つ、例を挙げます。米国のペンシルベニア州にロゼトという人口1000人の田舎町がありました。1950年代から1960年代、心臓疾患の死亡率が近隣の町に比べて極めて低く、全国の注目を浴びていました。イタリア系移民で構成された住民の中には、酒とタバコを好んだり、肥満の人も少なくなくて、心臓病にかかりやすい悪い習性は全て持っていながら、どうしてこんなことが起こるのか。これが「ロゼトの奇跡」と言われました。

調査に着手した医者たちは、意外な行動に解答を見出します。それは、生活を楽しむ彼ら特有の生活方式に原因がありました。住民たちは、道を歩いていても立ち話をし、料理をつくっては隣人たちと一緒に食べて、村には3代が一緒に暮らす大家族が多かった。

坂の上　つまり、みんな仲がよかった、愛があったということですね。

高橋　そういうことです。こういった社会の親密な絆が健康と長寿を守ってくれていたわけです。

残念ながら、「ロゼトの奇跡」はそれほど長く続きませんでした。住民の心臓病による死亡率は次第に上昇して、1970年には1940年の倍近くになっています。経済万能主義が村に浸透して、共同体文化が崩壊し始め、人々は共同体に対する貢献より個人の生活を優先するようになったためと言われています。

坂の上　ちょうど今の日本みたいですね。

高橋　そうですね。ソーシャル・キャピタル（社会関係資本）という言葉があります。これは信頼、規範、ネットワークなどの社会的な仕組みで、社会関係資本が豊かな地域コミュニティーほど犯罪などが少なく、メンバーの健康が保たれ、地域社会が安定しています。

健康というのは、もちろん心の問題、体の問題、両方あります。ただ、心と体は密接に関係し合っています。特に、心のありようが体の健康に大きく影響を及ぼしています。友情、信頼、愛情、寛容、哀れみ、思いやり、こういったいわゆる美徳と言われる感情は、従来は道徳あるいは宗教の分野で議論されてまいりました。

美徳という感情にオキシトシンが作用していた

高橋　ところが、アメリカあるいはヨーロッパからの論文の中で、オキシトシンというホルモンが、これらの美徳と言われる感情に大きく関係していることがわかってまいりました。そして、今まで道徳や宗教の分野で論じられてきたこれらの感情が、今や医学の領域に入りつつあります。

坂の上　オキシトシン健康法みたいな感じですかね。

高橋　そうですね。

オキシトシンは、発音はよく似ていますが、ダイオキシンではありません（笑）。

坂の上　先生、わかっていますよ。これはジョークだったんですね。

高橋　オキシトシンというのは、頭の中の視床下部というところでつくられまして、ご婦人が妊娠して予定日が近づいてまいりますと、妊婦さんの脳の中でオキシトシンがどんどんふえます。そして、ピークに達したオキシトシンが子宮に働いて収縮させて、収縮に従って赤ちゃんが生まれてまいります。生まれた赤ちゃんがお母さんのオッパイに吸いつくと、これが刺激となって母乳が分泌されますが、このときにもオキシトシンが関係しています。

これは大脳の輪切りですが、真ん中の部分を視床と言います。視床の下にある視床下部という部分に、紫色で示すオキシトシンをつくる細胞が豊富に分布しております。

これはオキシトシンの分子構造で、神経ペプチドと言われる物質です。これが本来のオキシトシンの生理作用ですが、20年ぐらい前に、オキシトシンは抗ストレス作用や抗不安作用を持つことがわかってきました。ストレスや不安を軽くする。

自律神経系には交感神経と副交感神経の2つがあります。我々がストレスを感じると、交感神経系が特に高まってまいります。例えば、心臓がドキドキする、胸では息が荒くなったり過呼吸になる、胃の運動が悪くなってムカムカしたり痛くなるといった症状が出てまいります。

ここにオキシトシンを与えますと、ストレスによって反応する交感神経系が抑えられて、逆に副交感神経系が高まってきて、今言いました内臓のいろんな症状が改善されてまいります。このようにオキシトシンには自律神経を調節する作用、加えて鎮痛作用もあります。

この10年ちょっとの間に、オキシトシンの生理作用としていろんなことがわかってまいりました。オキシトシンは、社交性、愛情、信頼に関係する。信頼に関しては、「ネイチャー」という超一流の雑誌に2005年に、見ず知らずの初対面の人たちを集めてオキシトシンを与えると、お互いを10年来の友達のように信頼し始めるという実験結果の論文が掲載されました。

坂の上　ということは、近しい関係、愛がある関係や、お互いに好感を持つときにはオキシトシンが働いているんですね。

高橋　そうです。

坂の上　ということは、オキシトシンがないと、相手のことを好きだとか、親しみを感じるとか、特に愛情というのは成り立たないということですね。

高橋　そうです。それはネズミの実験で証明されています。

今の日本にはオキシトシンが出てない人が増えすぎている

高橋　正常なネズミを3匹一緒に飼うと、長い間一緒に遊んでいます。ところが、オキシトシンノックアウトマウス、つまり、遺伝子操作をしてオキシトシンが全く出なくなるネズミを3匹一緒に飼うと、ずっとケンカしっ放しで体はボロボロになっていて、ケンカしてないときはお互いをにらみつけています。

だから、我々の体の中からオキシトシンが出なくなったら、大変なことになるということがよくわかっていただけるかと思います。ところが、残念ながら今の日本は、オキシトシンが出なくなったような人たちがふえすぎています。

坂の上　メチャメチャ多いですね。
高橋　特に東京の永田町あたりには多いんじゃないですか（笑）。
坂の上　だから、その方々からDNAワクチンを打てばいいんじゃないでしょうか。
高橋　オキシトシン欠乏症を、永田町現象と言います（笑）。

分娩時にもオキシトシンが重要な役割を果たす

高橋　オキシトシンの生理作用をまとめてみます。

分娩時の子宮収縮、母乳分泌、母性愛、社交性、信頼・愛、抗ストレス作用、自律神経調節作用、鎮痛作用、いろいろあります。

この中で、分娩時の子宮収縮、母乳分泌、母性愛は妊娠した女性の生理作用で、妊娠・出産に関係しています。

ところが、妊娠していない女性でも、あるいは我々男性でも見られる作用があります。社交性、信頼・愛は、他者に対する作用です。抗ストレス作用、自律神経調節作用、鎮痛作用は、自己に対する作用です。ですから、視床下部から出たオキシトシンが末梢のいろんな臓器に働いて、抗ストレス作用、自律神経調節作用、鎮痛作用などで我々が健康になる。

オキシトシンは自他同一の愛を生み出す⁉

高橋　これはこれで非常にわかりやすいのですが、難しいのは社交性、信頼・愛という他者に対する作用です。自分と他人というのは明らかな境界があって、自分は自分、他人は他人、私は私、あなたはあなたなんですが、オキシトシンは、自分と他人の間にある境界を極めて不明瞭なものにしてしまいます。本来、私は私、あなたはあなたであったものが、あなたが私であり、私があなたであるという感覚に陥りやすくなります。ですから、自分をかわいがると同じように他人をもかわいがるといった感情につながります。

坂の上　それが本当の愛ですよね。

高橋　「汝を迫害する者のために祈れ」、つまり、あなたの敵のために祈りなさい。イエス・キリストは、そこまで言っているんですね。
要するに、オキシトシンは、自分と他人の区別をなくしてしまって、結果、博愛、慈悲という感覚につながります。

高橋　そうです。

坂の上　聖書に「汝の敵を愛せよ」とあるけれども、神の愛の真髄を一番ついていると思うのは、「あなたの隣人をあなた自身のように愛せよ」ということで、それは無理ですと思うけれども、それが愛だと神は言っていますね。

高橋　「汝を迫害する者のために祈れ」、つまり、あなたの敵のために祈りなさい。イエス・キリストは、そこまで言っているんですね。

要するに、オキシトシンは、自分と他人の区別をなくしてしまって、結果、博愛、慈悲という感覚につながります。

坂の上　じゃ、偉大な愛を持っている人はオキシトシンがたくさん出ているわけですね。

高橋　そうですね。

無我の境地、利他の心にもオキシトシン

高橋　ちょっと医学系の話をしますと、視床下部のオキシトシンは、投射地といって、脳内のいろんな場所に影響を及ぼしています。注目を浴びているのは頭頂葉の上頭頂葉後部で、ここは医学的には自己と他者を区別する場所と言われています。

研究室で、チベットのお坊さんに瞑想してもらいます。瞑想が深まってまいりますと、自分の手足がなくなっていくような感覚、あるいは自分自身がなくなっていくような感覚になります。これを無我の境地と言いますが、無我の境地に到達した時点で、自分と他人を区別する上頭頂葉後部の活動が全くなくなっていることがわかりました。ここまでは医学的な話です。

どうしてこんなことが起こるのか。無我の境地になると、恐らく視床下部からオキシトシンが出て、オキシトシンが上頭頂葉後部に働いて、

ここの活性を抑え込んでしまうという仮説が考えられています。これはあくまでも仮説ですが、世界中の脳科学者たちがこの仮説に向かって研究していることは間違いありません。私たちの研究結果は、後でお見せします。こういったことで自分と他人の区別がなくなって、利他の気持ちが出てくるのではないか。

どういう状況でふえるのか

高橋　次の疑問は、オキシトシンはこんなにいいことがあるのだったら、自分自身で分泌を高めたらいいじゃないかということが言えますが、これもある程度わかってまいりました。

1つが、気持ちのいい五感の刺激です。例えば、きれいな景色を見る。自分の好きな音楽を聴く。花の香りを嗅ぐ。おいしい食事をする。人に触ったり触られたりする。こういった心地のよい視覚、聴覚、嗅覚、味覚、触覚の刺激がオキシトシンを出します。

五感の刺激に加えて、もう1つが、受動的な心理的刺激です。困っていたり苦しんでいるときに友達から優しくしてもらった、思いやりの気持ちをかけてもらった。こういった気持ちに感動して、この人からオキシトシンが出ます。

居酒屋に行くと、うまい料理とお酒で味覚と嗅覚が刺激されます。友達の笑顔を見るのは視覚の刺激です。友達とたわいのないことをおしゃべりしながら慰めたり慰められたりするのは心理的な刺激です。居酒屋の後、カラオケに行って、うまい人の歌声を聴くのは聴覚の刺激です。

こんなふうに我々は、オキシトシンのことを何も知らなくても、日ごろからストレスを発散させる方法を知っているわけです。

坂の上　ちょっと質問があります。私はミュージシャンでもあるんですね。人間は音楽で一番感動しやすいかなと思うんですが、私はジャズなんかを演奏しているときにトランス状態になって、勝手に指が動いたり、勝手に声が出たりすることがあります。ああいったときもオキシトシンが出ているんでしょうか。

高橋　それは上とつながっているからだと思うので、ちょっと違うと思います。
坂の上　観客が感動するときは、オキシトシンと関係がありますか。
高橋　あります。
坂の上　じゃ、感動するとオキシトシンが出ているということですか。
高橋　いっぱい出ていると思います。うまい人の歌声を聴くと感動する。
坂の上　涙が出ますものね。
高橋　ただ、大事なことは、うまい人の歌声ですからね（笑）。

　さて、社交性とオキシトシンという観点から言えば、日常の社会活動がオキシトシン分泌を刺激するという報告があります。他者を思いやる気持ちは社交性の中の非常に大事な要素ですが、これが果たして視床下部のオキシトシンを出すのかどうかという疑問が出てまいります。

　私はアメリカで10年ほど、ネズミの実験をいろいろやっていたんですが、箱の中でネズミを2匹飼って、1匹は遊んでいるのに、もう1匹は寝ている。これは休息といって、非社交的な行動です。一方で、アログルーミングといって、片方のネズミが相手のネズミに覆いかぶさったり体をなめたりする。これは社交的な行動です。

1人で遊んでいるネズミを世話嫌いネズミ、相手の世話を焼くネズミを世話焼きネズミと名づけて実験モデルをつくって、視床下部のオキシトシンがどうなったか見たら、世話嫌いネズミに比較して世話焼きネズミではオキシトシンをつくる細胞が圧倒的にふえていることがわかりました。これは英語の論文で発表しています。これはネズミの実験ですが、こういったことから、相手の世話をするとオキシトシンがふえることがわかります。

坂の上　じゃ、お母さんが赤ちゃんを抱っこするたびにお母さんにはオキシトシンがふえて、より深い愛情を子どもに注ぐということですね。

高橋　そうです。その愛情を感じて、お母さんありがとうという感謝の気持ちで、赤ちゃんからもオキシトシンが出ています。ですから、世話をするほう、されるほう、愛するほう、愛されるほう、どっちもオキシトシンが出て、2人の仲がますます親密になるということです。

相手を思い感謝するとふえる

高橋　次はヒトで実験してみました。32人の方に、相手のことをひたすら思って感謝する、利他と感謝の瞑想というのを1時間やってもらったのです。瞑想する前と後の唾液を取ってオキシトシンの量を調べたら、たった1時間、相手のために一生懸命祈る瞑想をすると、平均で66ピコグラムが90ピコグラムに、著明にふえていました。

坂の上　これはすごいデータですね。

高橋　手を添えたり足を添えたりして世話をしているわけでも何でもない、遠くにいる自分の息子やお母さんを思いながら1時間瞑想すると、オキシトシンが確かにふえているわけです。

論文のタイトルには「ありがとう禅」⁉

高橋　この実験結果をまとめまして、「Oxytocin Release during the Meditation of Altruism and Appreciation (Arigato-Zen)」という英語の雑誌にしています。

坂の上　「ありがとう禅」だって。

高橋　私の友達のお坊さんが「ありがとう」と言いながら坐禅を組むというのをやっていまして、彼とコラボしたわけです。

「利他と感謝の瞑想がオキシトシン放出を促す」。これが、そう思うだけでオキシトシンが出るという世界で最初の論文となりました。

まとめますと、オキシトシンの放出機構として五感の刺激と受動的な心理的刺激と言いましたが、もう1つ大事なことは、能動的な他者への共感、他者への思いやりなんです。例えば、困っている人のお世話をしようとする能動的な気持ちがオキシトシンを出します。一方でお世話をされるほうも、その感謝の気持ちからオキシトシンが出ます。

このように、世話をする者、世話をされる者、どちらもがオキシトシンを媒介として2人の仲がますます緊密なものになっていくということが考えられます。

坂の上　感謝をしてもオキシトシンがたくさん出るんですね。

高橋　そうです。

心理的な刺激は、前頭葉から視床下部に至ります。これを我々はトップダウン効果と呼んでいます。一方で、五感の刺激は脊髄から脊髄視床路というルートを伝って視床下部に至ります。これをボトムアップ効果と呼んでいます。トップダウンとボトムアップの両者が相まって、効率よくオキシトシンが出ることになります。

「慈悲の瞑想」チベット、ネパールの知恵

高橋　チベットやネパールで過去2000年、3000年と連綿と続い

てきた瞑想の仕方に「慈悲の瞑想」というのがあります。

生きとし生けるものが幸せでありますように
生きとし生けるものの悩み苦しみがなくなりますように
生きとし生けるものの願いごとが叶えられますように
生きとし生けるものにも悟りの光が現れますように

私を嫌っている人々も幸せでありますように
私を嫌っている人々の悩み苦しみがなくなりますように
私を嫌っている人々の願いごとが叶えられますように
私を嫌っている人々にも悟りの光が現れますように

イエス・キリストが「汝を迫害する者のために祈れ」と言ったのと同じ精神、考え方が、ここにあります。
自分の幸せはさておいて、ひたすら他人の幸せを祈る。こういった祈りの仕方がアジアの一部でずっと続いてきたわけです。

「人のために祈りなさい」という治療法がある

高橋　「慈悲の瞑想」を応用して、アメリカの心理学者が「Loving-Kindness Meditation（ＬＫＭ）」という瞑想法を20年ぐらい前に確立しました。この瞑想法をいろんな患者さんに教えて、患者さんがこれを続けたら、慢性の痛みに効果的であり、怒りや不安の軽減にも有効だったという論文が出てまいりました。

日本で腰が痛いと言ってお医者さんへ行ったら、痛み止めと湿布が出ますね。これはスタンダードな治療ですが、アメリカの心理学者は、腰が痛いと言う人に「あなた、人のために祈りなさい」と言うわけです。これが治療法なんです。そんなことを言う医者も医者ですけれども、それを真面目に聞いてやってみる患者さんも患者さんで、実際に人のために毎日毎日祈っていたら、知らないうちに自分の腰痛がなくなってしまったということです。

坂の上　オキシトシンには鎮痛作用もあるから、感謝しているとオキシトシンが出て、腰の痛みがなくなるということですね。

高橋　そういうことです。

坂の上　じゃ、感謝が足りない人は、オキシトシンが足りないから、あらゆる病気になるかもしれないんですね。

高橋　感謝と、人に対する愛、思いやりですね。

ダライ・ラマ十四世の有名な言葉があります。「他人を幸せにしたければ、他人を思いやりなさい」。これは当たり前ですね。

彼が言いたいのは、その次なんです。「自分が幸せになりたければ、他人を思いやりなさい」。

「If You want to be happy, practice compassion」。compassionは思いやり、practiceは訓練するという意味です。1回や2回、人のためを思っただけではダメですよ。毎日毎日人を思いやる気持ちを訓練して高めていきなさい。昨日よりは今日、今日よりは明日と、人を思いやる気持ちを高めていく。そういうトレーニングをすることが、自他ともに幸せになれる最善の方法だということをダライ・ラマ十四世は言っています。

坂の上　ほとんどの人がそれを履き違えていまして、自分が幸せになるために、まず自分の欲しいものやニーズを満たそう、それを優先するあまりに、ほかの人よりも自分の幸せや自分のニーズを優先しようという人が多いんですけれども、これはオキシトシンがあまり出ないんですね。

高橋　そうです。

坂の上　つまり、自分の幸せを優先するあまりに、あまりにも我欲に走りすぎたら、逆に幸せにならないよということですね。

高橋　そうです。ダライ・ラマ十四世は宗教家だから、それが直感的にわかっていたわけですね。

もう1つ、「仏教は心の科学である」というダライ・ラマ十四世の有名な言葉があります。

「他人に対する愛情や思いやりが、私たち人間を結びあわせ、1つの共同体をつくっていく原動力であり、この愛と思いやりが他人の面倒をみるという、ケアの意識を生み出す。愛と思いやりは、宗教や教育によってではなく、生物学的な要因に依存している」。

まさに宗教家としての本当にすばらしい直感だと思うんですけれども、ダライ・ラマ十四世は、慈悲、利他の心、愛、思いやり、いわゆる宗教心と言われるものが、「生物学的な要因に依存している」と言っているわけです。

坂の上　「生物学的な要因」というのを、もうちょっとわかりやすく説明してもらえますか。

高橋　人間の体が本来持っている内在性のもの、私はこれがオキシトシンだと思っています。

坂の上　つまり、人を思いやったり、世話したり、大切にしたり、人のために祈ったり、困っている人を助けたり、そういったことが全部オキシトシンを出すことになると。

高橋　自分も幸せだし、自分も健康になるわけです。

坂の上　健康法でもあり、自分が幸せになる方法だということですね。

高橋　それが世界を幸せにする方法でもあるわけです。

坂の上　なるほど。よくわかりました。

オキシトシンがたっぷりある人（聖なる人）になること

高橋　我々は皆が健康で、愛と思いやりのある社会を構築していく責務があるんですが、このときにオキシトシンというのが大事なキーワードになるのではないかと思います。

愛とは自己犠牲か。これも議論されてきたことですが、私はそうとは思いません。人類は、他人を愛することで、みずから健康になれるシステムを内在しています。これが釈迦が言った「慈悲」、イエス・キリストが言った「隣人愛」だと思います。

それは神様からもらうのではなくて、我々の頭の中にこういったものをつかさどるホルモンがあるんです。私はこれを内在する神と呼んでいます。悪人でも政治家でも、みんな持っているんです。これに気がついて、ちょっとずつでもオキシトシンをふやしていくことができれば、1人1人が変わって、いずれは共同体が変わり、世界が変わっていくと思います。

我々人類は、幾度となく革命、維新、改革をやってきました。ただ、残念ながら、いつの世にも平和が訪れたことはありません。いつの世も、争い、戦争ばかりです。それはなぜか。システムを変えたところで、我々1人1人の心が変わらない限り、決して平和は訪れないのです。

坂の上　政治や政党や革命だけでは本当の意味の解決法にはならないということに、私も気がついたんです。はじめは政治を頑張ろうと思っていたんですけれども、ちょっと情熱が失せてしまって、今はNAUコミュニティーをつくって新しい国をつくろうと思っています。

その根本は、1人1人が聖なる人になることじゃないかということに気がついたんですが、聖なる人とは何かというと、オキシトシンがたっぷりある人だということになりますね。

高橋　聖なる人というと、極めて哲学的あるいは宗教的ですけれども、これが医学的にもう証明されているんです。オキシトシンをふやすことで、みんなが愛あふれる聖なる人になって、1人1人が、極端な話、神になれるのです。

坂の上　ワクチンもそうですけれども、これから来る大淘汰の波をサバイバルしていくために一番大事なことは、私たち1人1人が本当の意味で愛に目覚めて、愛の生き方をしていく。そのためには我々1人1人が天とつながることが、とにかく大事だなと思います。

私は宗教を押しつけているわけではないんです。皆さん1人1人の中に、天とつながる聖なる人がいると思うんです。でも、ふだんは眠ってしまっている。それを呼び起こして、聖なる人として毎日を生きるようにすれば、きっと一気に世の中は変わると思います。

そして、ワクチンで殺されなければいけないようなひどい目に遭う人間では、もうなくなるということです。こういう目に遭わなければいけないような人間だから遭わされているんだということにも、そろそろ気がつかないといけない。我々は、まだ聖なる人じゃないから、こんな目

坂の上　ルシファーたちの知恵を使ってこういうコロナ騒ぎを起こしている方々は、ビジネスをしながら世界人口淘汰もして、人間奴隷社会をつくろう、そういう地球にしてしまおうとしているわけですけれども、これを一気に変える方法が、実はあるんです。

に遭っているんです。

ルシファーたちの知恵を使ってこういうコロナ騒ぎを起こしている方々は、ビジネスをしながら世界人口淘汰もして、人間奴隷社会をつくろう、そういう地球にしてしまおうとしているわけですけれども、これを一気に変える方法が、実はあるんです。

それは、私たち1人1人がオキシトシンをいっぱい出すような愛ある生き方をして、1人1人の中に眠っている聖なる人を引っ張り出して、みずからが聖なる人、リトルキリスト、リトル仏陀になっていくことで、そういうときがそろそろ来たのかなと思います。

だから、一般大衆の脱凡人化、もともとそうだった聖なる人に戻って愛に生きる。天と神と直接つながってしまう。すると、宗教も政治も必要なくなるんです。なんで我々の世界には宗教家がいたり、政治家がいるんでしょうか。大衆のレベルが低いからです。大衆がバカだからです。私も含めてね。だけど、目覚めれば簡単です。天とつながれば、宗教も政治も政治家も要らないということがわかります。そういう社会を一緒につくっていこうじゃありませんか。

それを目指して、NAUはコミュニティーを各地でつくっていきます。そこでは、1人1人がオキシトシンをたくさん出すような愛あふれる活動や仕事を自主的にやっていく。

そして、新しい業務用オーガニックNAUを通して、日本の大地や傷んだ自然を産業革命前の自然に戻して、自然栽培、無農薬、無化学肥料、在来種で消毒もしないタネで、除草剤もまかない農業を中心に、日本が失った、すばらしい、美しかった、オキシトシンたっぷりだった日本社会をもう一回再現していこう。各地域でコミュニティーをつくって、市民が立ち上がってやっていこうというわけです。

自分たちの国の未来、自分たちの地域の未来を、政治家や宗教家や、一部の人たちに任せるのではなくて、自分たちが率先してつくっていこうじゃないかということを私は提唱しているんですが、それについて先生はいかが思われますか。

高橋　全く大賛成です。もともと神がこの宇宙をつくったんですが、ル

高橋　残念ながら、自分のことばかり思っている人たちがサターンの手下になって、サターンが我々人類をこうやってコントロールしている。恐らく神様は、それが歯がゆいと思っていると思います。

シファーというのは天使長で神のしもべだったわけですね。ただ、神に反旗を翻して自分が神になろうとして、今はサターンと呼ばれています。
残念ながら、自分のことばかり思っている人たちがサターンの手下になって、サターンが我々人類をこうやってコントロールしている。恐らく神様は、それが歯がゆいと思っていると思います。

坂の上　悲しんでおられると思いますね。我々は神のもとに戻る日が来たということですね。

高橋　そうです。

坂の上　神のもとに戻るのに、宗教も、政治も政治家も、なんとか論もなんとか主義も必要ないんですよ。みんなで愛し合うだけです。
もう１つ、お金が要らない世界をつくっていく。お金で人を奴隷にしない、お金で支配されない世界をつくっていく。
しかし、ルシファーたちもつくろうとしています。それは彼らが人類を奴隷にするため、そして６６６のマイクロチップを人体に入れるための電子マネーです。

でも、NAUが考えているのは、お金の奴隷から人々を解放するための、NAUという組合のデジタル物々交換券です。これで物々交換するCOCONAUの輪、そしてリアルなNAUコミュニティーを各地につくって、オキシトシンがいっぱいあふれるようなみんなの共同体をもう一回取り戻していこうということでやっています。

これがセットで世界中に広がることで、私たちは血を流さずしてサターンやルシファーたち、ロスチャイルドたちに勝つことができる。そしてこうしたものたちの下でたくさん利益を得ている死の商人たちの支配から逃れることができるわけです。

私が政治に興味がなくなった理由は、何回政権交代しても、我々が天につながっていなければ、我々が愛に生きていなければ、意味がないからです。また同じことになるんです。例えば、私が政党をつくって政権交代をして総理になっても、また世の中は腐るし、私も腐るでしょう。だから、ダメなんです。人間とはそういう愚かなものなんです。

だから、ここで愚かなのは一旦やめよう。そして、愛に生きようということです。私からすれば、NAUコミュニティーをつくる、NAUポイントで物々交換する。COCONAUの市場をつくってそれを世界に広めていくということは、オキシトシンの愛の行為の実践以外の何物でもありません。

「ワクチンSOS」も、人命救済のためです。だから、これも愛の実践です。ここで一生懸命やってくれる医師たちも、確実に人命救済、愛の実践をしてくれています。こういう人たちも世の中にはいるということで、よかったら、ぜひCOCONAUの組合サポーターになっていただいて、一緒に各地域でナウコミュニティーをつくっていきたいなと思います。

ロスチャイルドたちも電子マネーを出す、各国政府も出す、日銀も出す、銀行も出す、IT会社も出すのであれば、我々も持ってないといけないということで、海外でNAUのデジタル交換券、つまり電子マネーを出そうと考えています。しかし、我々は666を人体に入れて皆さんをコントロールする手段としては使わずに、むしろそこから救済する手段として、新しいNAUポイントによる物々交換の仕組みを提供していきたいと思います。

それでは、質疑応答に行きたいと思います。今日はどうもありがとうございました。

質疑応答

坂の上　それでは、ご質問等々ございますか。

永冶　質問ではないんですが、一言。

生活習慣で日本にないのがハグの習慣です。心を込めたハグというのは、すごくオキシトシンを出して、免疫力を上げるすばらしいことなんですが、日本にはこれがなくて、私は母親とはハグをしましたが、父親とハグしたことがないまま別れてしまいました。

坂の上　じゃ、これからNAUでは、会ったらみんなでハグしましょうか（笑）。

高橋　1つコメントすると、ハグをするとオキシトシンが出るという論文は確かにあるんですよ。ハグをするということは、相手を好きだ、あるいは愛し合う、気持ちの交流があるんですが、それと実際の肉体的な接触、触覚の刺激、この2つの要素でオキシトシンが効果的に出るということです。

ハグが一番盛んなのが南米で、南米の人は初対面からハグします。ところが、アメリカ人、イギリス人は、初対面では、まず握手です。握手も、手と手の接触だからいいんです。

それに対して日本人はどうでしょうか。ハグも握手もしない。これはどうしてかというと、日本人は肉体的な接触をしなくても、百会《ひゃくえ》で感じるんです。百会というのは頭頂部のほぼ真ん中にあるツボです。お互いにお辞儀をして、百会で気の交流をするので、昔の人たちはハグとか接触する必要がなかったんです。丁寧にお辞儀をして、目は下を向いているけれども、頭のてっぺんで交流していた。それだけ日本人はスピリチュアルな民族なんです。ただ、それがだんだんなくなってきて、今はお

高橋　日本人は肉体的な接触をしなくても、百会《ひやくえ》で感じるんです。百会というのは頭頂部のほぼ真ん中にあるツボです。お互いにお辞儀をして、百会で気の交流をするので、昔の人たちはハグとか接触する必要がなかったんです。丁寧にお辞儀をして、目は下を向いているけれども、頭のてっぺんで交流していた。それだけ日本人はスピリチュアルな民族なんです。

辞儀だけではなかなか交流できないので、ハグしたり、握手したりしているということです。

永治　慣れてないので、ハグするのは照れくさいとかあると思うんですけれども、慣れてしまえば、本当にいいことだなと思うので、少なくとも子どもは1日1回、必ずハグしてあげるといいと思います。

坂の上　子どもはできるだけギューーッとしてあげないとダメですね。

質問A　ワクチンの話ですが、DNAワクチンには添加物が入っているんでしょうか。

高橋　DNAワクチンには、恐らく添加物は入りません。今までの鶏卵法でつくられるワクチンは生ワクチンで、毒をちょっと落としたウイルスと、アジュバント効果で入れている添加物でできています。

ところが、今回のワクチンは生ワクチンではなくてDNA法でつくりますから、いわゆる毒は全然入っていません。それと同時に、アジュバントとしての添加物もたぶん入らないだろうと言われています。つくり方が、全然違うんです。
坂の上　だから安全だという言い方をするんですけれども、そんなことは全くないです。

質問A　わかっています。アストラゼネカのワクチンで治験者が半身不随になってしまっている例があるので。先月、札幌で大橋眞先生のセミナーに行ったときに、イギリスでアストラゼネカのワクチンの治験で神経系に障害が出て半身不随になってしまったと聞きました。

高橋　ウイルスベクターワクチンといって、あれも遺伝子ワクチンで、今までの鶏卵法じゃないんですよ。それで開発が一時中止になっていましたけれども、また再開したみたいですね。

坂の上　ジョンソン・エンド・ジョンソンも、治験取りやめというふうになりましたね。ブラジルでもイギリスでも、治験者に死者続出らしいです。

質問A　零さんにお聞きしたいんですが、ワクチンでも効果があるものもあると言っていたんですが。

坂の上　私は医者じゃないので専門外だからあまり言えないんですが、例えば、日本人の学者とか研究者のワクチンは結構真面目にちゃんとつくっているのが多くて、私の知人にも、人を救いたくて頑張ってワクチンをつくっている人たちもいるんですよ。だから、ワクチンだから何でもかんでも全部ダメだというわけじゃないんでしょうけどね。

本当はそういうものに頼らなくても、医食同源の食でできたらいいなと思いますが、本当に必要なとき、例えば丸山ワクチンなどというのは、認可されないけれども、知る人ぞ知るで、ガンになった人からはものすごい需要があるわけじゃないですか。ということは、一定の効果があるんですよね。そういったワクチンもある。しかし、なぜかそういったものは認可されないということになるんですね。

質問A　もう一点。接種努力義務という言葉ですが、今、子どもたちが打っている定期予防接種は、全て努力義務ですよね。

高橋　いえ、任意接種です。ですから、親がやめとけと言ったらやめられるんです。

坂の上　だから、お父さんやお母さんがやめさせればいいだけなんです。でも、打たないと保育園や学校に入れてやらないとか言う。本当はそういうことを言うこと自体が日本国憲法違反なんです。

質問A　ということは、接種努力義務という言葉が出たのはＤＮＡワクチンからなんですか。

高橋　そうです。今まで任意接種と言っていたものを、ＤＮＡワクチンのためにあえて法を改正して、努力義務というふうにしようとしています。臨時国会でそうなるはずです。

坂の上　すごく大事なことだから、たまたま私の友人がドイツから来ているので、努力義務についてのドイツの事例をお話しさせていただきたいと思います。

ドイツでもワクチン義務化が議論になったんですが、ドイツでは抗命権というのがあって、人間が生きる上で良心に反することや、これはダメだということは、たとえ政府が押しつけても拒否する権利があるんだそうです。これについて教えてもらえますか。

永冶　ナチスのときに、人を殺せと言われて殺してしまったとか、教会に火をつけて全員殺してしまったとか、軍隊では命令に従わないと大変なことになったわけですね。そこで戦後、たとえ軍の上官の命令であっても、国の命令であっても、人道に反すること、絶対おかしいと思うことは裁判に訴えることができるようになったんです。昔、息子が徴兵で軍隊に行ったときに、いろいろなケースがいっぱいありました。虫を食べろと言われて抵抗したとかね。

坂の上　それも抗命権で抵抗できるんですね。

永冶　そうです。

坂の上　軍隊で虫を食べろと言われるんだ。

永冶　上官によりけりですけどね。

坂の上　ひどい上官だね（笑）。いじめじゃないですか。

永冶　今、日本の自衛隊の中でも大変なことがいっぱい起きているわけです。国の命令といえども、人間としておかしいことはおかしいわけですよ。つまり、人権です。自由ですから、任意で当然ですね。

坂の上 でも、軍隊だから、戦場に行きました、敵がいます、「突撃！」と言われて抗命権で拒否はダメなんでしょう。

永冶 それはダメですね（笑）。

坂の上 あくまでもいじめのようなこととか、非人道的なことはダメだと。

永冶 そうですね。これは自由があるということですよね。

坂の上 そういう意味では、ドイツはさすがに進んでいますよね。日本でも抗命権を法整備すればいいんですよ。そしたら、ワクチンは打ちませんと言える。

永冶 日本には抗命権というのがないということだと思いますね。

坂の上 なんとかつくってもらおうか（笑）。よしっ、抗命権をつくろうという運動を起こそう。そしたら、ワクチン以外でも何でも言えるじゃないですか。

永冶 どうしてヨーロッパでは遺伝子組み換えはダメなのに、なぜ日本だけは全てが遺伝子組み換えになるのか。おかしすぎますよね。

坂の上　ヨーロッパでは誰も食べないから、今、遺伝子組み換えの食品がいっぱい余っているんですよ。日本は基準が甘いから、日本に全部輸出している。日本が世界の遺伝子組み換え食品のゴミ箱ですよ。それだけじゃない。ヨーロッパの原発のゴミだって、日本は基準が低いから、日本に核のゴミを持ってきて埋めていて、もう置くところがないから、あちこちの県に置こうとしているんですよ。

永冶　核のゴミもデトックスできますので。

坂の上　このままでは日本がゴミ箱になってしまう。

質問B　小さい子どもの麻疹のワクチンは大丈夫ですかね。

高橋　麻疹のワクチンぐらいは問題ないからどうぞと、私は言います。ただ、別に打たなくてもいいと思いますし、打っても打たなくても、どっちでもいいと思います。

坂の上　ただ、2019年以降は、インフルエンザも含めて、ほぼ全てのワクチンが今までのものと全く違うものになって、遺伝子組み換えワクチンに変わるそうです。ＤＮＡワクチンじゃないですけどね。

質問Ｃ　ワクチンを拒否する以前に、今、そもそも雰囲気でマスクをつけなきゃいけないねというふうになっていますが、最初の一歩がないと進まないような気がしているんです。

坂の上　そうですね。みんながマスクをつけていながら、ワクチン反対というのもおかしな話ですよね。

質問Ｃ　職場で聞いても、したくないけど、周りがしているし、そんな雰囲気があるしという感じで、そこが集合意識というか、大人が全部マスクを外すと、子どもたちにも影響が出て、すごく変わると思うんですよ。そこが何とかならないのかなという気がするんですが。

高橋　マスクに関しては、厚労省のホームページを見てみると、６月27日以前は「健常者でも外出のときにはマスクをしてください」と書いていたんですよ。ところが、６月28日以降は、「もしあなたが風邪症状があって、外出するときにはマスクをしてください。健常者でも、もしあなたが咳やくしゃみをするような際には、咳エチケットで肘で口を押さえてくださいというふうに変わってきたんですよ。

簡単に言えば、あなたが健常者であればマスクをする必要はありません。ただ、咳やくしゃみをしそうになったら口を押さえてくださいということなんです。

坂の上　それでいいじゃないですかね。

高橋　厚労省はホームページでそう言っているんですよ。本来、厚労省は、そういうことを国民に向かって言うべきじゃないですか。言わないでしょう？

坂の上　マスコミも、あれだけ言ったんだから、それを報道すべきなのに、一切なしですから。それだけじゃないですよ。マスコミは、マスクや、ダースベイダーみたいな変なフェースシールドをロケに行くレポーターにつけさせて、それから外にロケに出る人全員につけさせるようになったんですよ。そして視聴者全員に、これが正しい姿だ、こうじゃなきゃいけないんだと植えつけているわけです。マスクをして、変なフェースシールドをつけてレポートをやったりロケをしているのが、今の番組でしょう。そういうふうになったのは、ある意味、厚労省が何を言ってもこれを標準化するぞというあらわれですよね。

実はマスクというのは、もともとは奴隷たちに余計なことをしゃべらせないためにつけさせていたそうです。手かせ足かせと同じようなものだった。もちろん飛沫を飛ばさないためにはとても大事ですが、ロックフェラーが奴隷化の象徴として地球上の全人類にマスクをつけさせると決めていて、随分前のダボス会議でも出ていたんです。それが今起こってきているということだと思います。

ところが、ヨーロッパの方々は義務化されなければそんなものはやらないから、無理やり義務化している。しかし、日本人の場合は、足を引っ張り合って低次元で仲よく協調しようという変な同調圧力がかかるから、義務化しなくても勝手にみずからマスクをつけてくれるわけです。ヨーロッパは、奴隷になれと法律で強制されなければ皆さん刃向かってくるから、やらない。日本人はみずから奴隷になってくれるから、法整備をしなくてもいいという考え方なのだと思います。

だから、みんなが一気に明日からマスクを外せばいいと思います。

ピーチとかいう航空会社のように、マスクをしなさいと命じるほうがおかしいですよ。あの乗客も乗客ですよ。後ろの席に移ったらマスクをしなくてもいいと言われたら、素直に立って後ろの席に移ればよかったんですよ。でも、そもそも論として、マスクをしないと乗せてやらないということがおかしいんですよ。

そういったことが銀行でも、大企業でも、学校でも、未だに行われているじゃないですか。マスクによる健康被害のほうが多いので、子どもにマスクをさせるのはやめなさいと私は言っているんですが、マスクをしないと学校に入れてくれないんだそうです。すると授業も受けられない。義務化されなくても既にこうじゃないですか。だから仕方なく渋々やっているわけです。

私は主人と話して、これがワクチンになったら学校をやめさせようということに決まったので、よかったなと思っています。

質問C　としまえんの最終日をテレビで見たんですが、流れるプールで密になっているのにマスクを全然してなくて、人が少ないのに回転木馬のところで大人たちがマスクをしている。おかしいですよね。

坂の上　人がするからやっているだけで、感染しないためとか、相手に感染させないためにやっているわけじゃないんですよ。そういうものになってしまっていて、そこに科学性や論理性は全くない。それがおかしいと言っているんです。全く科学的じゃないにもかかわらず、そういうものだからと集団で従っていく日本人が、私は怖いです。

質問C　建物の中は、ルールだと言われたらやむを得ないところですが、外でマスクをしているのは私はわからない。

坂の上　私はオフィスが新宿にあって、たくさんの人が行き交いますけれども、私以外はほとんどの人がマスクをしています。それが現実です。だから、このワクチンを打たなくて、ワクチンから救われる人も、恐らくその程度の少ない人数になると思います。だから、残念ながら、もうちょっとしたら、元人間だったゾンビだらけの日本になってしまうんです。

――Ｚｏｏｍからの質問です。

１つ目は会員の方からの質問で、ワクチンの強制接種は今のところないとのことですが、いつごろまでに「ワクチンＳＯＳ」に駆け込めばよろしいでしょうか。

坂の上　別にいつじゃなきゃダメということはないですが、もしそのときが来たら混雑してしまうかもしれないので、早いほうがいいと思います。というのは、振り分けて、ウェブ面接をして、紹介状を書いて出しますから、事務局にそんなに人がいるわけじゃないので、そうなってしまってからだと対応が大変になってしまうので、空いているときにどうぞという感じですね。

「ワクチンＳＯＳ」だけじゃなくても、本来は、みんなで国会を取り囲むぐらいのデモをやりたいなと思っています。

――最後の質問です。ワクチンから離れますけれども、福音派は信用できますかという質問です。

高橋　私が信用するも信用しないも、アメリカの人口の2割の人が信仰している宗教で、彼らがバックでいろんな政治経済を動かしているわけですから、そういう大きな力が動いていて、これが大統領選挙にも大きく関係しているということです。

――以上で講演会を終わらせていただきます。

高橋 徳　たかはし とく
ウィスコンシン医科大学名誉教授。統合医療クリニック徳院長。
関西の病院で消化器外科を専攻した後、渡米。ミシガン大学助手、デューク大学教授、ウィスコンシン医科大学教授を経て、現在ウィスコンシン医科大学名誉教授。主な研究テーマは『統合医療』と『オキシトシンの生理作用』。2016年名古屋市に『統合医療クリニック徳』をオープン。著書『人は愛することで健康になれる』『あなたが選ぶ統合医療』（ともに知道出版）、『オキシトシン健康法』（アスコム）など。

坂の上零　さかのうえ れい
1972年1月25日、兵庫県生まれ。幼いころより自然にピアノを弾いて遊び、自作の絵本や物語、マンガを書くようになる。6歳から本格的にピアノを習い始めジャズピアニストを志して上京。ジャズピアニストとしてプロデビューを果たす。都内を中心にライブ、コンサート活動を行う中、映像の作曲などを手掛けるようになる。

インドに縁が深い。マザー・テレサから、世界でただ一人、マザー・テレサの名前を冠した音楽を出してよいという許可をもらった。いろんな有名な歌手が尋ねたが、誰も許可を得られなかった。坂の上零が作曲した「Song for Mother Teresa」と「交響曲　マザーテレサと神にささげる　全5楽章」の楽曲の第3楽章のソプラノのパートに、マザー・テレサからのメッセージを歌詞にして歌にしており、さらに、第4楽章のバラード版の楽曲を交響曲とは別に2パターンつくった。

音楽活動の場を海外に拡げたものの心の支えであった婚約者が悲劇に見舞われ、音楽活動から離れてしまう。事故で顔を失った最愛の人の自殺未遂、生き別れなど大きな苦難に見舞われ、生きることに絶望してしまい、自殺しないために、苦しみを吐き出すため、小説を書きだした。その最初の作品が、大作『天使になった大統領　全8巻』(現在、4巻まで出版) となった。

あることがきっかけで国際金融に携わる。後に日本で初めて保険金受領権をつくり、保険受益権を誕生させた。複数の発明を成し、世界特許を取得。日本社会を根底から助ける新しい金融システムの発明家であり、この発明に基づく事業家でもある。

これら英国系オフショア金融などの経験を生かして、政治経済のライターとなり、過剰なグローバル経済政策から日本を守るため、政策・法案提案などの政治活動を開始。

現在は、日本企業とインド企業のビジネスマッチング、インドでの日系企業や外資企業の事業展開をサポートするインドを中心とした海外コンサルティングビジネスを展開している。インドでのJAPAN EXPOなどの展示会やイベントを運営しており、トップルートでのビジネスマッチングも提供している。インドでJAZZ FESTIVALとJAPAN EXPOを同時に開催する計画を練っており、現在、スポンサー企業を募っている。

2019年、医食同源NAU・はこぶね組合を立ち上げる。5つの自立【①食と水の自立 (自然農法のオーガニック食料の生産)、②医療の自立 (治す医療)、③金融システムとマネーの自立、④経済の自立 (次世代の産業技術の事業化)、⑤エネルギーの自立】を目指して、全国区に「はこぶねコミュニティー」の基盤をつくっている。現在では、淡路島を含めて、天然の種や農業、自然、森林、ミツバチ、生命循環、大地、水源、地方産業や伝統、匠の技などを含めて、まとめて衰退から守り、本当の日本を復活する里山NAUビレッジづくりを展開している。行き詰まっていく現代文明と世界経済が崩壊した後も、持続可能な社会をつくれるように、次世代の新しい社会体制をつくっている。コンセプトは「天がつくりたかった世界を地上につくる。自らが愛の人になって、地上地獄を地上天国に変えていく」である。

また、音楽活動も再開し、REI SAKANOUEのAQUARIUSというジャズバンドでもコンサートを定期的に行っている。ピアノ演奏と歌だけでなく、ジャズ以外にも交響曲やピアノコンチェルト、ポップス、ハウス系ダンス音楽、アシッドジャズ、フュージョン、ラテン、サルサ、ボサノバ、バラードなど、幅広いジャンルの音楽を作詞作曲し、ライブ活動を行っている。

(①医食同源はこぶね組合：https://coconau.com　②インドビジネス展開/JAPAN EXPO：https://angelbankjapan.jimdo.com　③ドクターズブランド　志ほんもの大賞：https://coconau.com　④REI SAKANOUE ファンクラブ：https://reisakanoue.com)

ワクチンＳＯＳ！
遺伝子組み換え作物のテクノロジーがヒトに試されようとしている！

第一刷　２０２１年２月28日

著者　高橋　徳（医学博士、ウィスコンシン医科大学名誉教授）
坂の上零（はこぶね組合ＮＡＵコミュニティー代表）

発行人　石井健資

発行所　株式会社ヒカルランド
〒１６２-０８２１　東京都新宿区津久戸町３-11　ＴＨ１ビル６Ｆ
電話　０３-６２６５-０８５２　ファックス　０３-６２６５-０８５３
http://www.hikaruland.co.jp　info@hikaruland.co.jp

振替　００１８０-８-４９６５８７

本文・カバー・製本　中央精版印刷株式会社

ＤＴＰ　株式会社キャップス

編集担当　伊藤愛子

ISBN978-4-86471-976-6

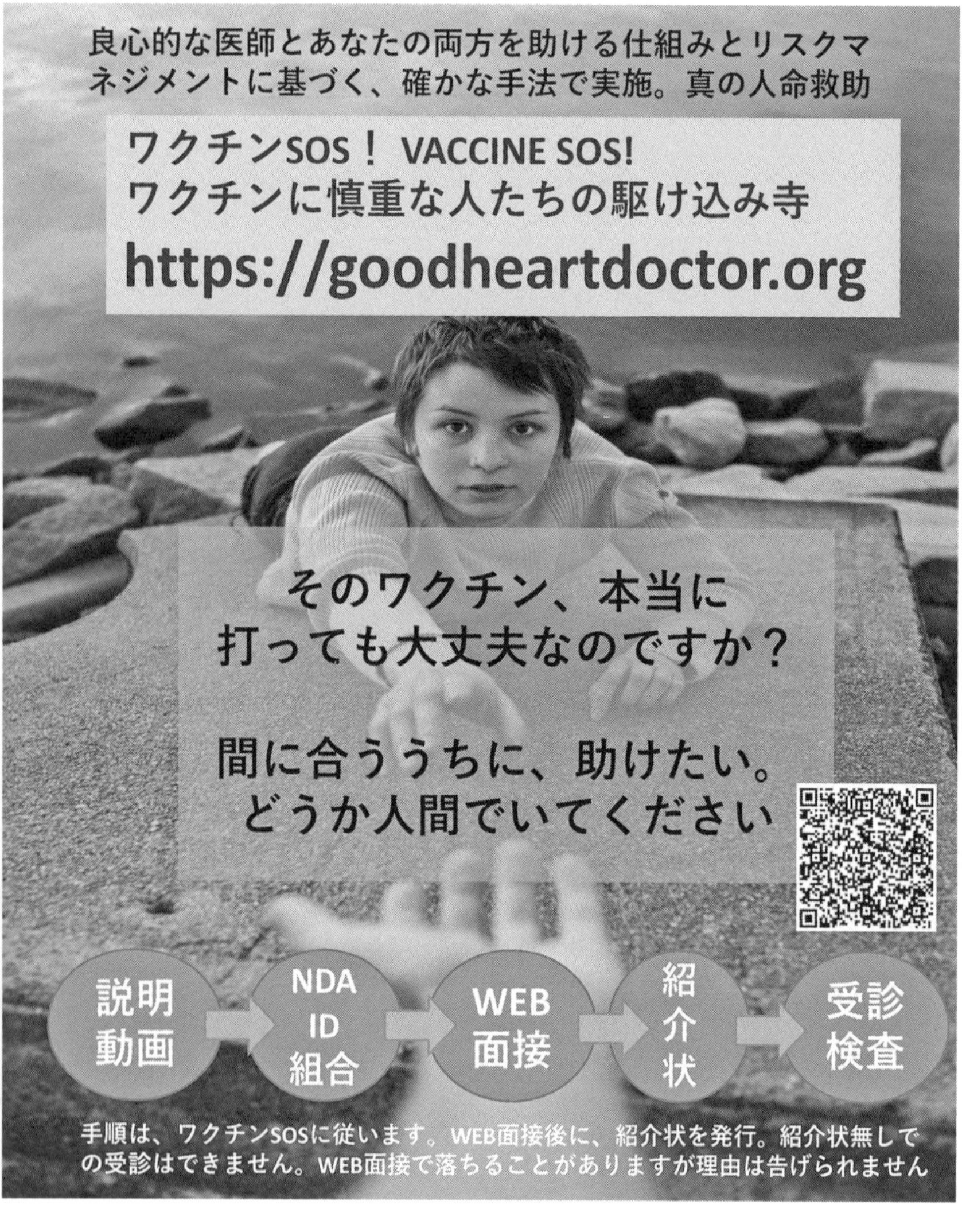
良心的な医師とあなたの両方を助ける仕組みとリスクマネジメントに基づく、確かな手法で実施。真の人命救助
ワクチンSOS！ VACCINE SOS!
ワクチンに慎重な人たちの駆け込み寺
https://goodheartdoctor.org
そのワクチン、本当に
打っても大丈夫なのですか？
間に合ううちに、助けたい。
どうか人間でいてください
説明動画
NDA ID 組合
WEB面接
紹介状
受診検査
手順は、ワクチンSOSに従います。WEB面接後に、紹介状を発行。紹介状無しでの受診はできません。WEB面接で落ちることがありますが理由は告げられません

R E I　S A K A N O U E

坂の上零の活動

多岐に渡る救済活動。地上天国の礎を創る

1．行き詰まり、破滅に向かう世界経済と地球の現文明へのトータルな解決法

坂の上零の理念の5つの自立（①自然栽培の農業と食料、種、水の自立、②医療の自立、③金融システム、マネーの自立、④たらしい産業で経済の自立、⑤エネルギーの自立）を叶えたNAU、Noah's Ark Union

★ワクチンSOS：ワクチン・抗がん剤に慎重な医師たちの会

★医食同源NAUはこぶねコミュニティー村★を造り、
それを世界中に展開する。無病化、自然保護の推進。
このための運転資金を集める（400億円）

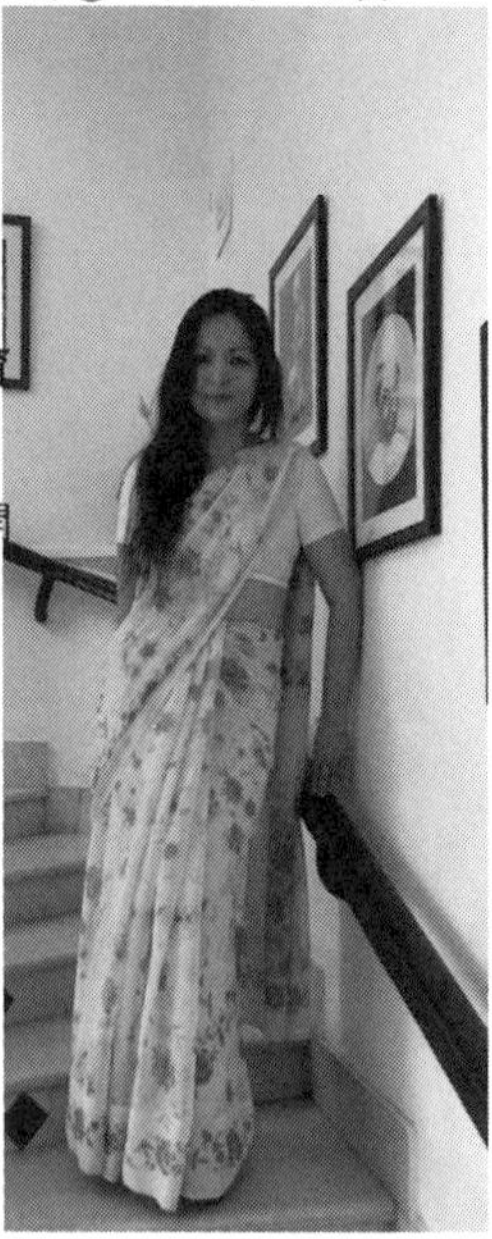

2．医食同源NAU若返りビレッジ　設立準備。①細胞再生治療
②医食同源の食による和の医学の復活、③次世代リーダー教育
③自然栽培の教育と実践、普及、④　5つの自立で自営する村

細胞再生治療を学ぶ医者・治療師の教育と、自然栽培の教育
医療法人、農業法人、研究所をつくり、独自ブランドの事業展開

3．Channel ZERO（YouTube）の番組制作と作家の真実の報道

⇒　事実やマスコミが報道しない知るべき大事な情報の報道。

4．坂の上零の「人生を変える」講演、ココナウなどWEB講演

⇒　コアな世界情勢の分析と大学で教えない重要な分野の講義

5．作詞作曲した音楽などのライブ、JAZZコンサート

6．坂の上零の新しいマネー。及び、NAUポイント、NAU CARD

⇒　金融崩壊の中、最大限、資産を守る。

7．NAUポイントで物々交換するCOCONAU（独自経済圏）

これを世界各国に広げていくことが、新しい国造りとなり、
「お金があまりなくても、幸せに暮らせる社会」の理念の実現。
お金に世界平和に貢献する基軸。

8．アフターコロナで金融崩壊し、行き詰まる社会に包括的な解決法をフルパッケージでご提供

その基軸は、愛と調和と芸術の新しい世を創る「はこぶねコミュニティー活動」

9．ドクターズブランド医食同源NAU　を展開し、各地の地方創生に貢献する。

問題があれば、そこに、解決法をもたらす。絶望の中に希望をつくる方法を考案、
ビジネスモデルを展開し、「かつてない驚き、より良き世界」の創出に挑戦．

10．JAPAN EXPO。インドでのビジネスマッチング（海外事業コンサル）

日本に居ながら、インドでネット販売代行。インドでビジネスマッチング。
展示会など実施。インド以外でも、インドネシア他など事業展開コンサル

11．インド・海外で、水とフリーエネルギー普及、各種最先端技術と新しい銀行設立事業化予定

Channel ZERO/坂の上零の活動

①ZEROサポーター　②法人コンサルティング依頼
登録:申込書

FAX:03-5937-6725　bluemen3939@yahoo.co.jpまで

①ZEROサポーター
月額1980円
Channel ZERO放送と、
坂の上零の活動を個人的に総サポート

②COCONAU はこぶね組合
個人月1000円・法人月1万円
COCONAU.com ⇒ 新規登録 ⇒ 組合サポーター登録（登録詳細はココナウに記載）

③法人コンサルティング：　月7万円から。（コンサル1回無料）
特典①：通常のTV広告は高いが、安く、広く、長期で、広告可能
特典②：商品・サービスが良いなら、番組内でプレゼンCM可能
特典③：海外事業、特に、巨大なインド市場での事業展開に有利
特典④：ENGLISHで、海外放送もするため、海外にも英語でCMできるため、
海外市場で販売展開したい企業には、メリット大
特典⑤：坂の上零のマーケティング戦略、企業コンサルティングを、格安サービス
（1回無料券つき）

①、または、②、またjは、③のうち1つをお選びください。記載なければ、①　ZEROサポーターとなります

私は、私の以下の通り、私の意志でChanne ZERO/坂の上零氏の活動を毎月支援します。
解約する際には、自ら解約通知を指定銀行と本部に出しますと2か月以内に引き落としは停止されること、及び、それまでに支払った支援金は戻らないことを了承しますので、返金請求は致しません。ZERO特派員となってサポートする場合、自分の要求や提案、企画、動画、記事などが本部で採用されない場合があることを了承します。スタッフとしての活動への参加は、私の意志で、してもいいし、しなくても良いので、雇用契約がある業務ではなく、賃金等は発生しないことに了承します。

申込用紙　（以下、サポート形態として、①、②、③のどれかを〇で囲んでください。なければ、①になります）
Channel ZERO, 坂の上零氏の活動をサポートする形態として、私は、（　①　②　③　）を選びます。

氏名（ふりがな）	生年月日	年（西暦）　月　日		
	性別	男　女	年齢	歳
ご住所（郵便番号　〒　　　　）				
都・道・府・県　　　市/区　　。				
番地　　　マンション名　　。				
携帯電話		固定電話		
メールアドレス（きれいな字で）（　　　@　　　）				
ラインID：（　　　）　FBアカウント名（　　　）				
備考；ご意見　（iiiの法人スポンサー申込の場合、本部よりご連絡申し上げます）				
事務所　**東京都新宿区西新宿8－15－3－902　坂の上零サポーター事務所**				

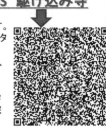

ヒカルランド　好評既刊!

地上の星☆ヒカルランド　銀河より届く愛と叡智の宅配便

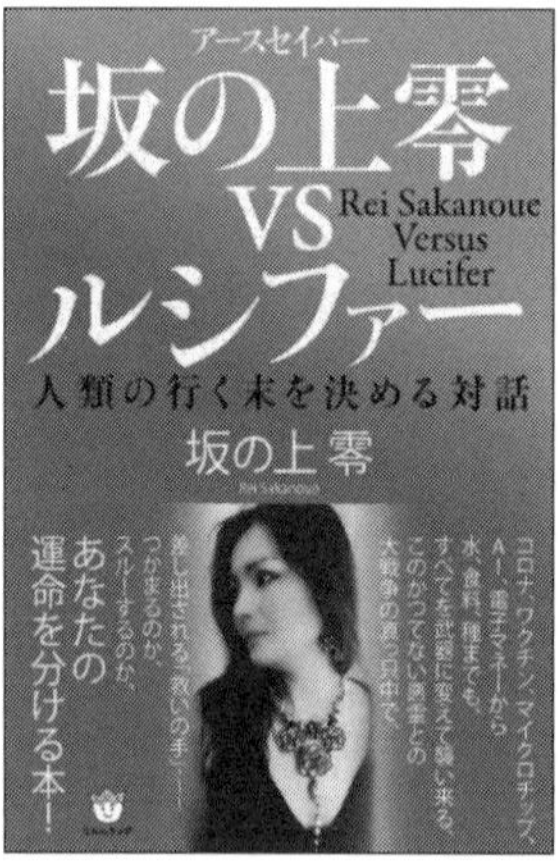

坂の上零（アースセイバー）vsルシファー
人類の行く末を決める対話
著者：坂の上零
四六ソフト　本体 1,800円+税

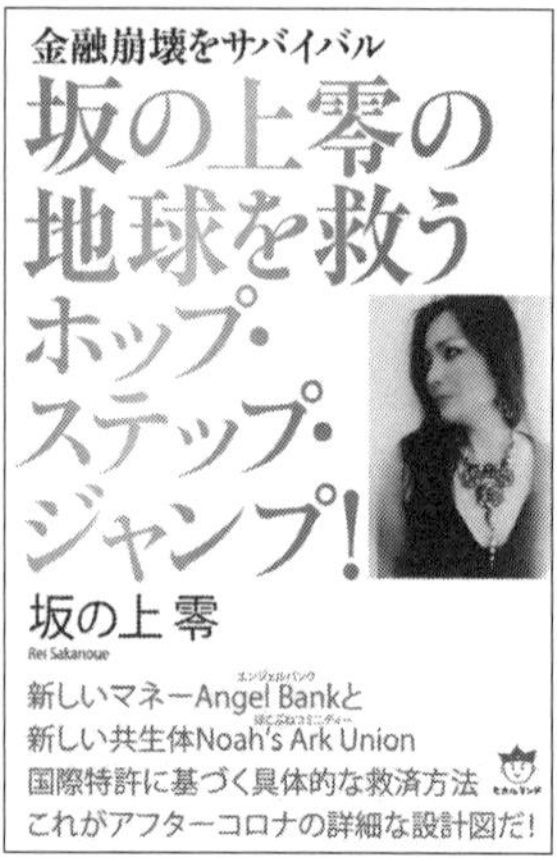

金融崩壊をサバイバル
坂の上零の地球を救うホップ・ステップ・ジャンプ!
著者：坂の上零
四六ソフト　本体 3,000円+税

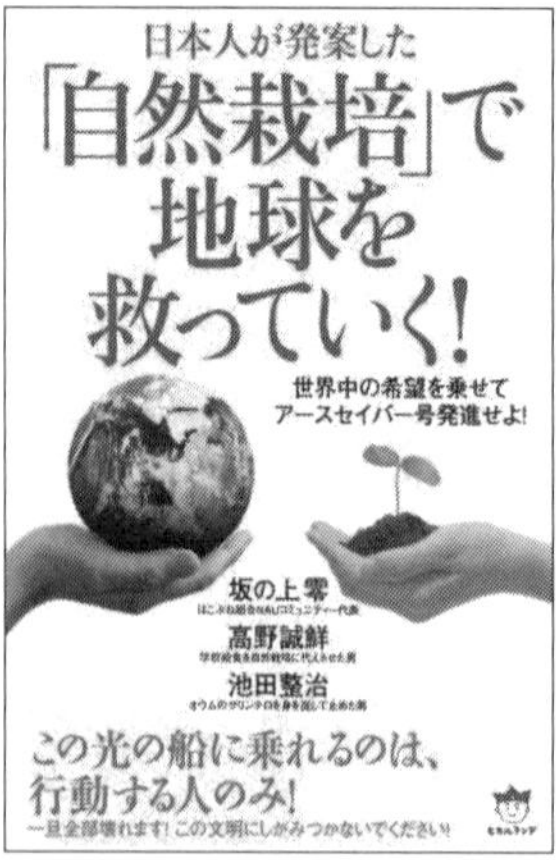

日本人が発案した
【自然栽培】で地球を救っていく!
著者：坂の上零／高野誠鮮／池田整治
四六ソフト　本体 1,800円+税

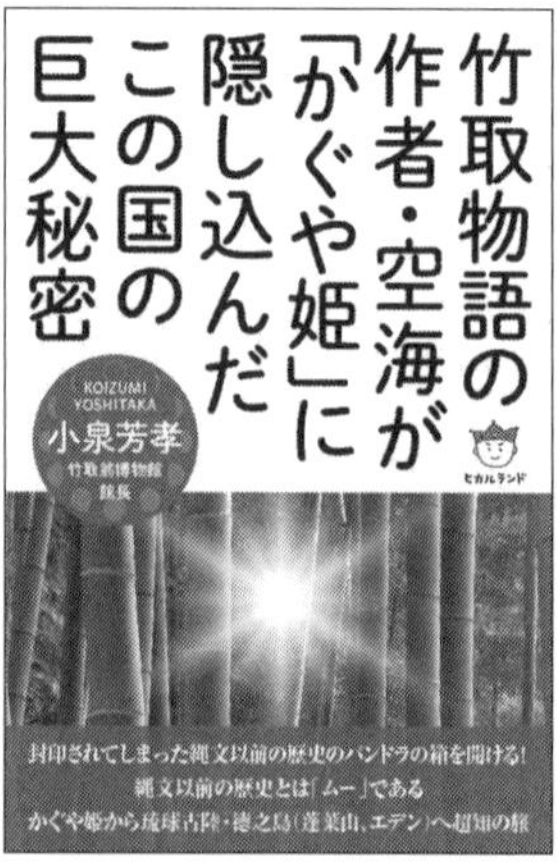

竹取物語の作者・空海が「かぐや姫」に隠し込んだこの国の巨大秘密
著者：小泉芳孝
四六ソフト　本体 1,750円+税

ヒカルランド　坂の上零　好評既刊！

地上の星☆ヒカルランド　銀河より届く愛と叡智の宅配便

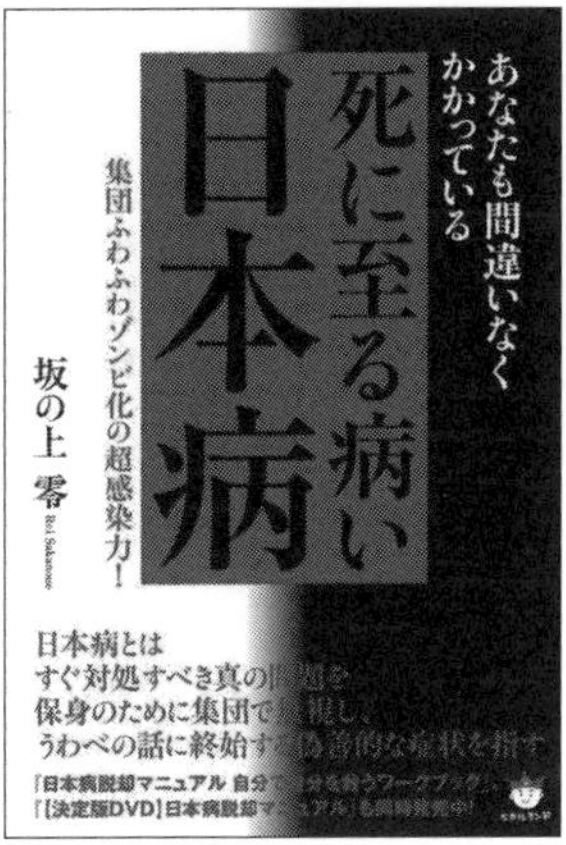

あなたも間違いなくかかっている
死に至る病い　日本病
著者：坂の上零
四六ソフト　本体 1,815円+税

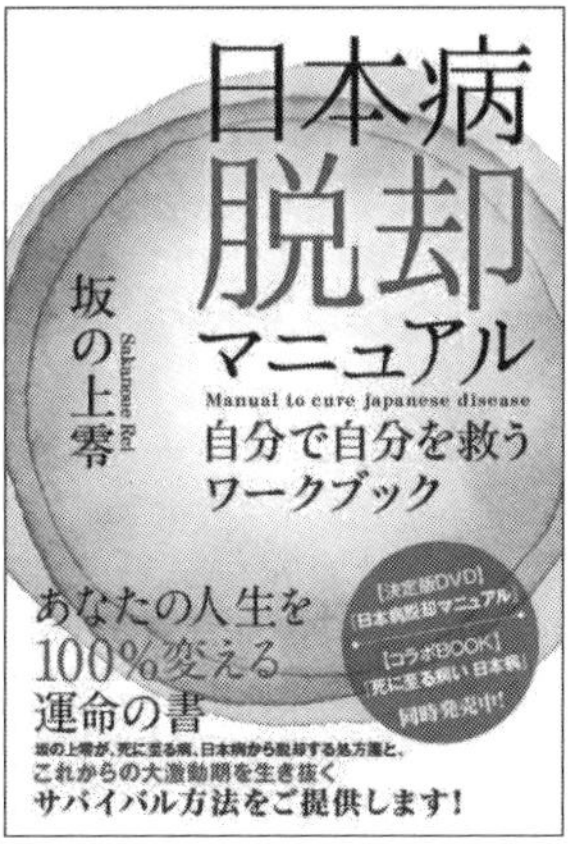

日本病脱却マニュアル
自分で自分を救うワークブック
著者：坂の上零
四六ソフト　本体1,620円+税

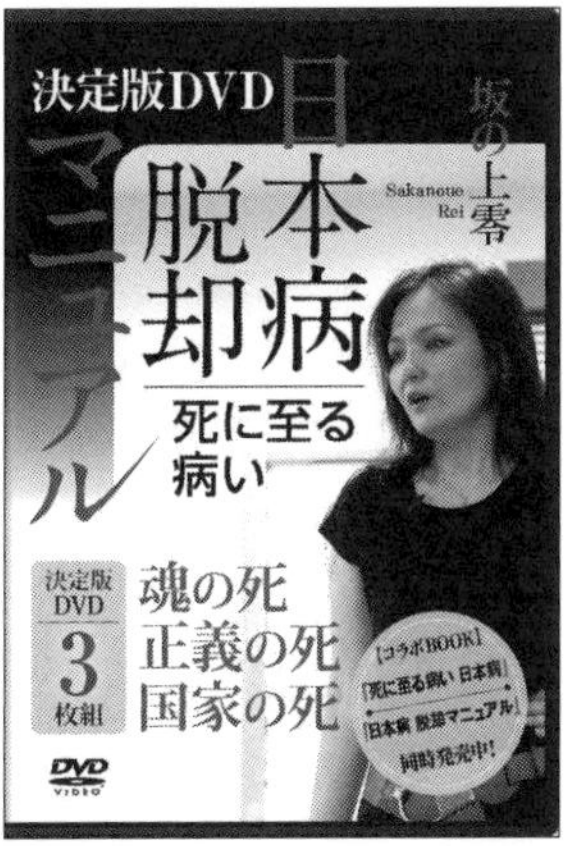

決定版DVD　死に至る病い
日本病脱却マニュアル
監修：坂の上零
DVD　本体3,333円+税

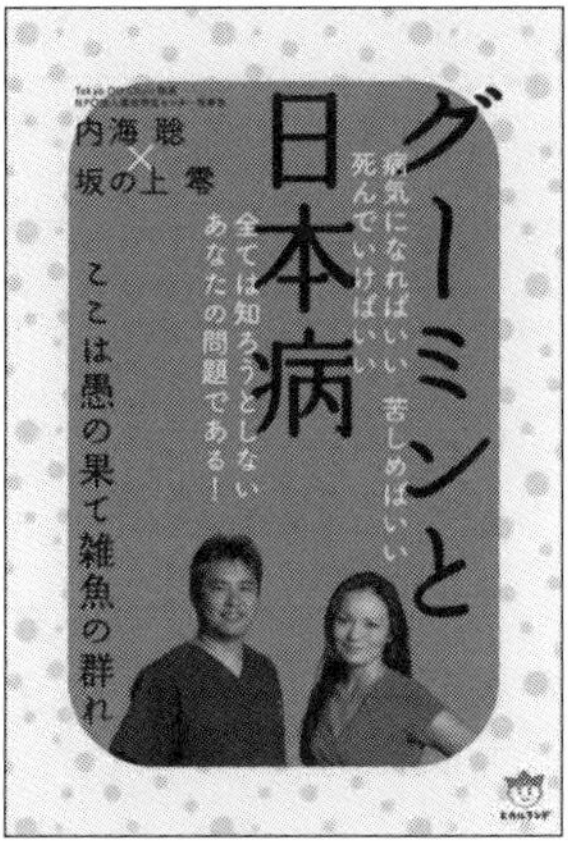

グーミンと日本病
ここは愚の果て雑魚の群れ
著者：内海 聡／坂の上零
四六ソフト　本体1,815円+税

ヒカルランド　好評既刊！

地上の星☆ヒカルランド　銀河より届く愛と叡智の宅配便

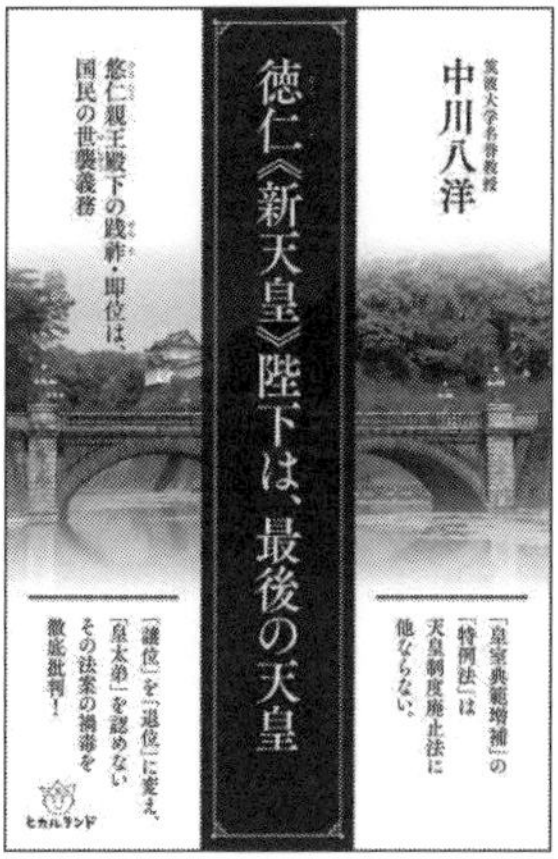

徳仁《なるひと》《新天皇》陛下は、最後の天皇
悠仁親王殿下の践祚・即位は、国民の世襲義務
著者：中川八洋
四六ハード　本体 2,222円+税

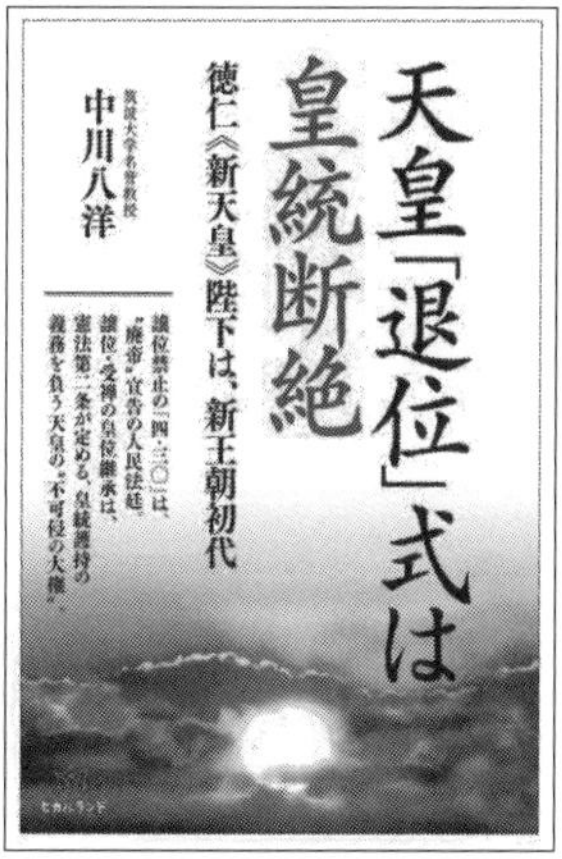

天皇「退位」式は皇統断絶
徳仁《新天皇》陛下は、新王朝初代
著者：中川八洋
四六ハード　本体 2,000円+税

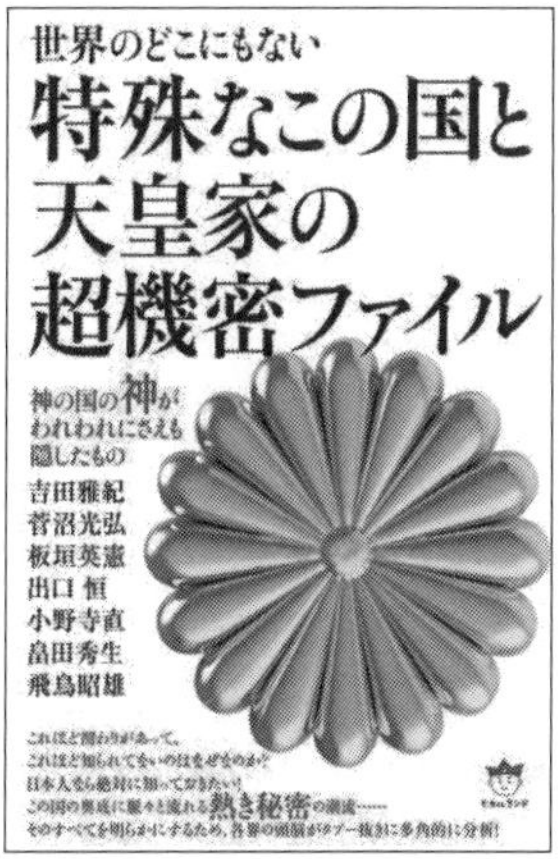

特殊なこの国と天皇家の超機密ファイル
著者：吉田雅紀／菅沼光弘／板垣英憲／出口 恒／小野寺直／畠田秀生／飛鳥昭雄
四六ハード　本体 2,000円+税

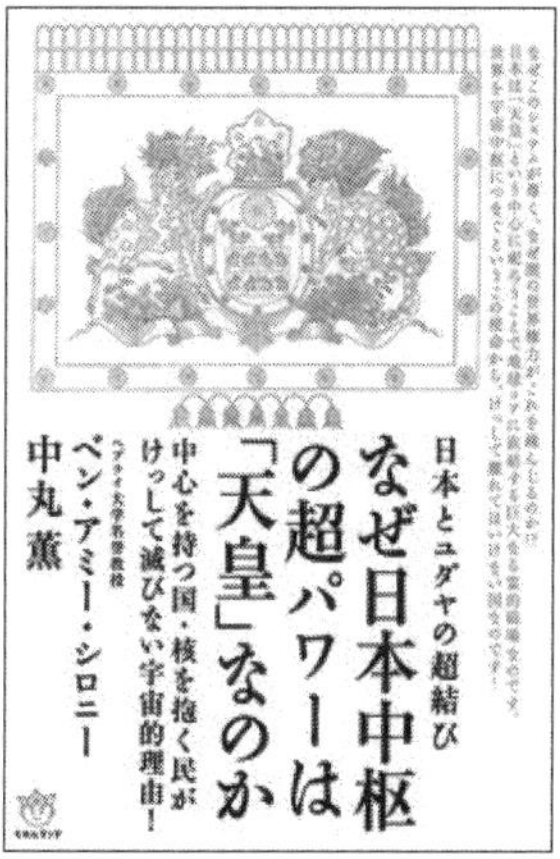

日本とユダヤの超結び
なぜ日本中枢の超パワーは「天皇」なのか
著者：ベン・アミー・シロニー／中丸 薫
四六ハード　本体 1,800円+税

ヒカルランド　好評既刊！

地上の星☆ヒカルランド　銀河より届く愛と叡智の宅配便

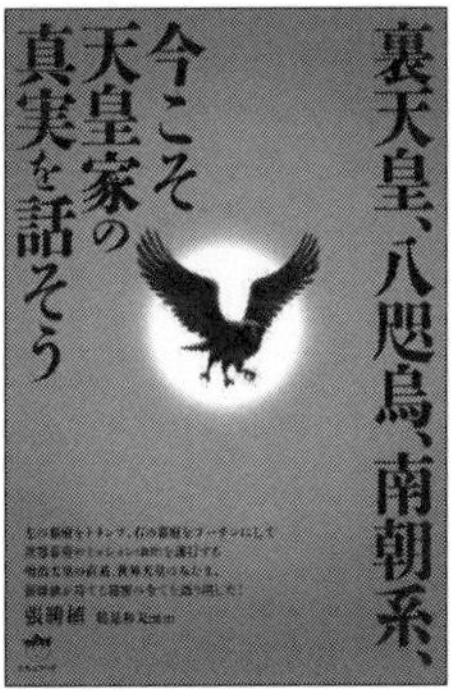

裏天皇、八咫烏、南朝系、今こそ天皇家の真実を話そう
著者：張勝植
協力：鶴見和夫
四六ハード　本体 2,500円+税

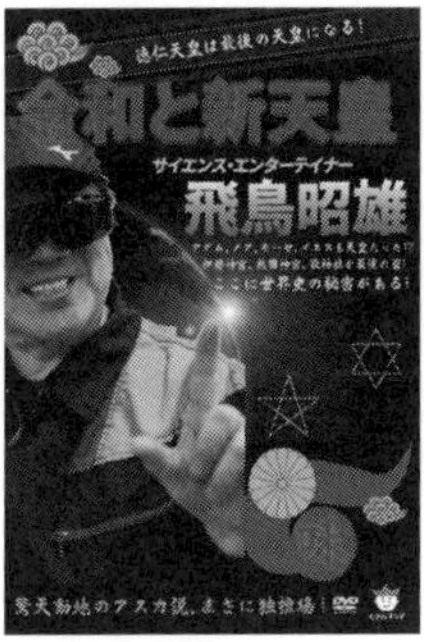

令和と新天皇
著者：飛鳥昭雄
DVD　本体 10,000円+税

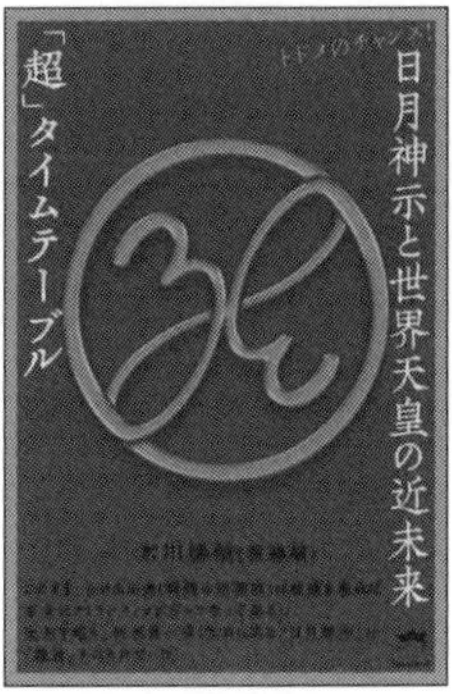

トドメのチャンス！
日月神示と世界天皇の近未来
「超」タイムテーブル
著者：木川勝植（張勝植）
四六ソフト　本体 2,000円+税

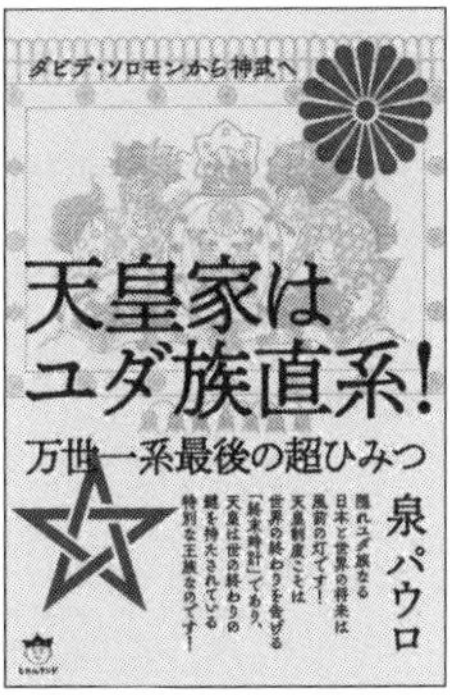

ダビデ・ソロモンから神武へ
天皇家はユダ族直系！
万世一系最後の超ひみつ
著者：泉パウロ
四六ソフト　本体 2,500円+税

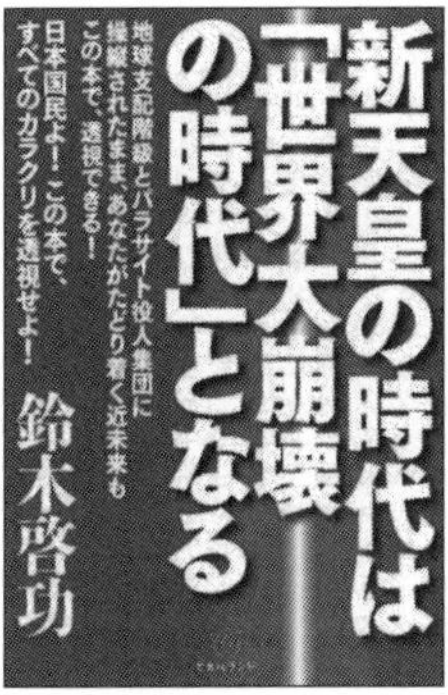

新天皇の時代は「世界大崩壊の時代」となる
著者：鈴木啓功
四六ソフト　本体 2,000円+税

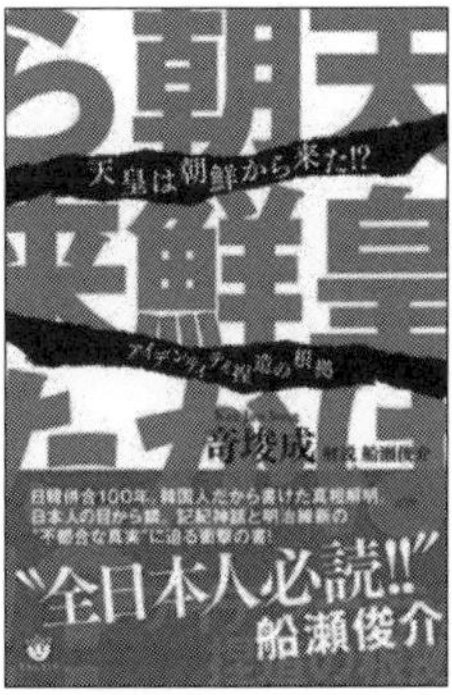

天皇は朝鮮から来た⁉
アイデンティティ捏造の根拠
著者：奇 埈成（キ・ジュンソン）
解説：船瀬俊介
四六ソフト　本体 1,500円+税

安心して使えてお財布にも優しい除菌剤
ウイルスもわずか5分で99.8%不活性化!

◎今を揺るがす感染症に対し政府も認めた有効原料を使用

毎日の安心安全な暮らしのために欠かせなくなった除菌剤ですが、アルコールや塩素使用のものが一般的で、肌にダメージを与えてしまったり、臭いで体調が悪くなってしまう方もいらっしゃいます。そこで「ウイルスフリーX」は、赤ちゃんからお年寄りの方、ペットまで安心して除菌できるよう、ノンアルコール・塩素不使用にこだわり、厳選された2つの安心成分だけを採用。プラスチック、ゴム製品、合成樹脂、金属などに対しても影響を与えないので、材質を気にせずに除菌ができます。

即効性を求めるなら3倍希釈、手指や室内除菌用なら6倍希釈で十分なのでコスパも抜群です！　遠慮なく存分にお使いください。

「ウイルスフリーX」に含まれている2つの安心成分

■第四級アンモニウム塩含有製剤（塩化ジアルキルジメチルアンモニウム含む）
あかちゃんのおしり拭きなどにも使用されており、中性で金属腐食もありません。経済産業省は2020年現在猛威をふるっている新型コロナウイルスへの有効原料として公表もしており、安全かつ効果の期待できる注目成分です。

■ 2-フェノキシエタノール
防腐剤として化粧品などに使用されており、自然界でも玉露などに存在する揮発成分です。

◎業界屈指の除菌効果！　6倍希釈の場合のウイルス不活性率は、5分後には99.8%！

「ウイルスフリーX」はアルコール製のように揮発せず、除菌効果が持続し、抗菌作用は数日間持続します。もともと、カビ対策やプールの消毒のために開発された経緯から、カビの除去・発生防止効果が高いのも特長です。ウイルスはカビや細菌に付着して増殖する性質を持っていますので、カビのない清浄な空間づくりがウイルス対策にはたいへん有効となります。

こうした効果的なウイルス不活性化の働きが評価され、「ウイルスフリーX」は病院、公共施設、旅館・ホテル、スーパーなど、さまざまな場所で業務用施工の実績をあげています。

◎半永久的に使える！　豊富なラインナップをご用意

人工電磁波はもちろん、地磁気、ネガティブな物質やエネルギー、他人からの念や憑依等の霊的影響まで、様々なネガティブ波動から守るツールとして、今日ではCMC が充填された数多くの製品が登場しています。設置型の「CMC スタビライザー」、ハイブリッド車に対応した「CMC ハイブリッド」、アクセサリータイプの「CMC ペンダント」、携帯用として進化した「CMC ロッド」、電気機器そのものにアプローチする「CMC エレメント」、ゼロ磁場水をつくる「CMC セラミックビーズ」と、用途に応じて自分に合ったものを選べます。CMC グッズはメンテナンス一切不要で一生涯使えるのも◎。

ネガティブな波動をポジティブな波動へ――。日常生活の中で高まる波動リスクを回避し、心身健やかで安心できる毎日を送るために、生体と親和する CMC の螺旋パワーをお役立てください。

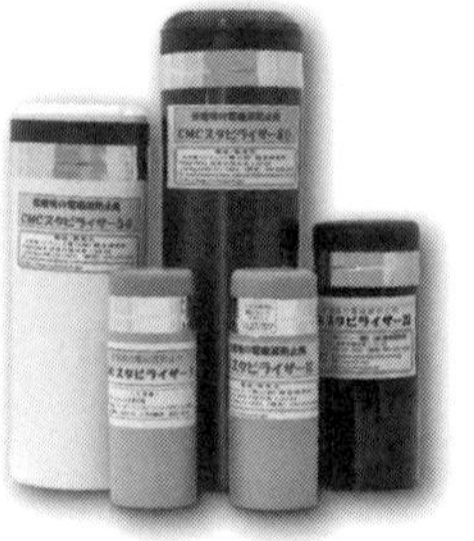

自宅・オフィスのネガティブ波動から防御

CMCスタビライザー

■ No.5　(白、赤、空)　各 55,000円 (税込)
■ No.10 (ベージュ)　99,000円 (税込)
■ No.20 (白、赤、黒)　各165,000円 (税込)
■ No.50 (白、赤、黒)　各385,000円 (税込)
■ No.80 (白、赤、黒)　各572,000円 (税込)

今や家もオフィスもたくさんの電化製品や配線にあふれているのが当たり前。こうした状況から、一件まるごと電磁波防御をしてくれる設置型タイプが「CMC スタビライザー」です。建物のサイズや CMC 充填量を参考に 5 種類の中からお選びいただけます。
●容器：SUS 製円筒容器　●使用例：①パソコン、コピー機、無線 LAN などのある家屋・オフィス、②モーター、電子機器のある工場、③近くに高圧送電線、携帯電話用アンテナ、柱上・路上トランス、太陽光発電所・風力発電所等のある家屋・オフィス、④地磁気の低い土地にある家屋・ビル、⑤静電気ストレスがあるビル・オフィス、⑥ LED 照明を使用している家屋・オフィスなど　●有効期限：半永久的
※内部に充填した CMC 粉末が飛び散る恐れがあるので、フタは絶対に開けないでください。

CMC スタビライザー比較表

種類	色	サイズ	重量	CMC 充填量	有効範囲
No. 5	白・赤・空	底直径4.5×高さ12cm（赤のみ底直径5.5×高さ14.5cm）	約80g（赤のみ約140g）	5 g	半径約50m
No. 10	ベージュ	底直径4.5×高さ12cm	約85g	10g	半径約75m
No. 20	白・赤・黒	底直径5.5×高さ14～14.5cm	約180g	20g	半径約100m
No. 50	白・赤・黒	底直径7.5×20cm	約350g	50g	半径約200m
No. 80	白・赤・黒	底直径7.5×25cm	約440g	80g	半径約300m

＊ご案内の価格、その他情報は発行日時点のものとなります。

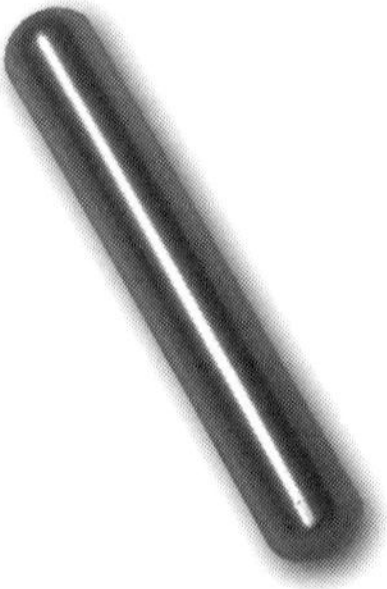

コンパクトながら
CMC 増量充填の携帯タイプ

CMCロッド

■ 33,000円（税込）

カバンはもちろん、財布やポケットにも入れられるサイズながら、「CMC ペンダント」と比較して2.5倍の CMC 充填量を実現。ネガティブエネルギーに敏感な方、特に健康やウイルス感染の防止に気をつけている方にオススメです。

●カラー：ブルー　●サイズ：直径1.4×縦10㎝　●重量：約14ｇ　●母材：アルミニウム　● CMC 充填量：2.5ｇ　●有効期限：半永久的

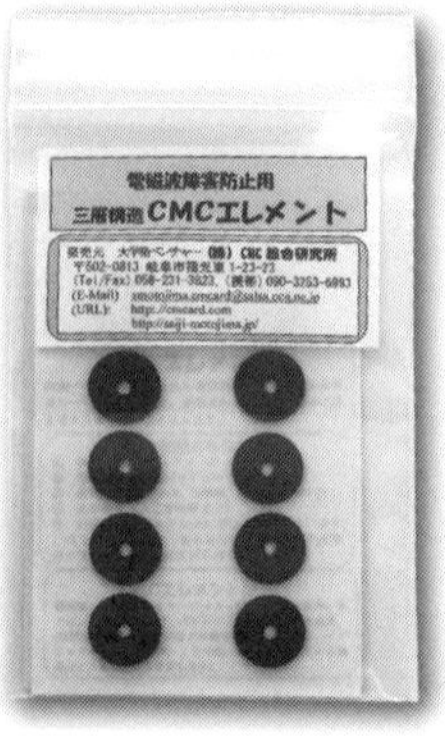

電磁波が気になる電気機器にペタッ！

CMCエレメント

■ 7,150円（税込）

CMC 含有シリコンシートが電気機器から放射される電磁波をクリアリング。配電盤・コンセントなどの電気配線、冷蔵庫・IH 調理器・電子レンジなどの電子機器、車、携帯電話・スマホの裏側などに貼り付けてご使用ください。

●枚数：10枚／シート　●サイズ：直径1.5㎝／枚　●仕様：三層構造（CMC／磁性粉末／CMC）

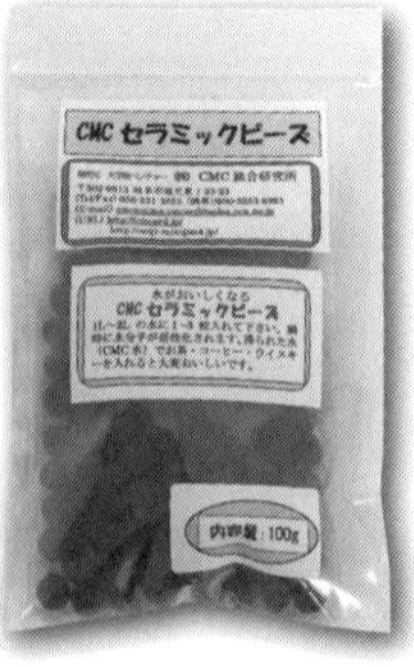

水道水を安全で
パワフルなゼロ磁場活性水に

CMCセラミックビーズ

■ 20ｇ／袋（約28粒）　6,380円（税込）

■ 100ｇ／袋　29,700円（税込）

CMC をセラミックに添加し焼成しました。水道水に入れるだけで水分子を活性化し、塩素等の波動をクリアリング。高濃度の水素・酸素を含んだゼロ磁場水へと昇華させます。

●サイズ：8.5～９㎜／粒　●使用方法：水道水１リットルあたり１～３粒。テロメアとの共鳴度アップのためには15～20粒

※沸騰した熱湯中に入れても差し支えありませんが、鍋を傷つけることもありますのでご注意ください。

＊ご案内の価格、その他情報は発行日時点のものとなります。

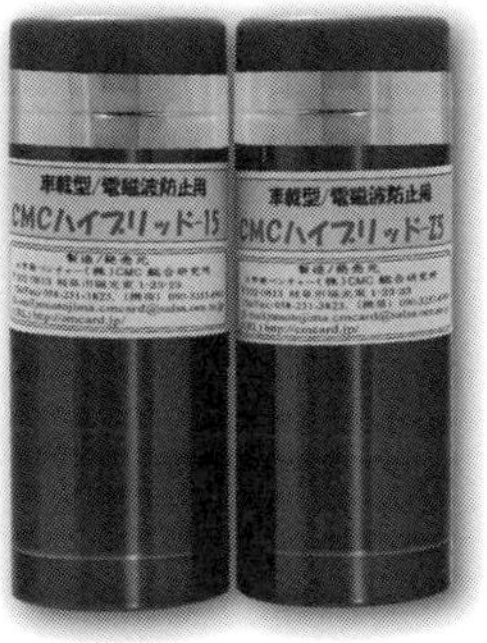

ハイブリッド車の電磁波カットに！

CMCハイブリッド

■ ハイブリッドー15　132,000円（税込）
■ ハイブリッドー25　198,000円（税込）

モーターが多用され実は電磁波の影響が甚大なハイブリッド車や電気自動車。電磁波ストレスから眠気や集中力低下を招くこともあり、対策は必須です。ドリンクホルダーにピッタリで設置しやすく、車内の高温や低温に対しても問題ありません。小型車は15型、中型車は25型をどうぞ。

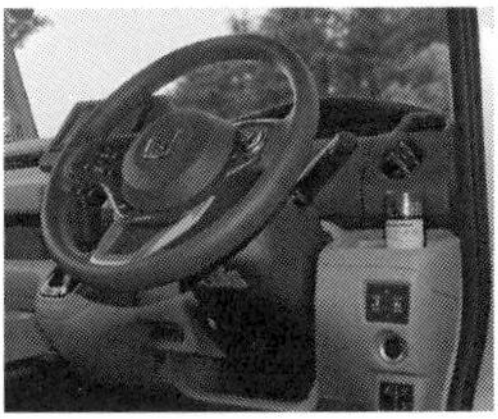

●カラー：赤
●サイズ：底直径5.5×高さ14.5㎝　●重量：［ハイブリッドー15］約170ｇ、［ハイブリッドー25］約190ｇ　●母材：SUS　●CMC充填量：［ハイブリッドー15］15ｇ、［ハイブリッドー25］25ｇ　●有効期限：半永久的
※内部に充填したCMC粉末が飛び散る恐れがあるので、フタは絶対に開けないでください。

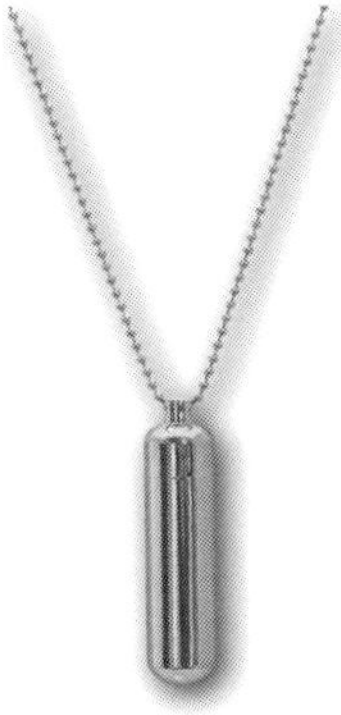

アクセサリー感覚で電磁波からプロテクト

CMCペンダント

■ C型　16,500円（税込）
■ D型　22,000円（税込）

身につけながら電磁波対策ができるペンダントタイプ。その効果は自分の近くにいる人にまで及び、自分自身が歩くパワースポットのように！　お値打ち価格のC型、アルミニウム製で軽量化しCMC充填量をアップしたD型の2種類を用意。携帯電話やスマホでの通話の多い方、新幹線・飛行機での移動が多い方にオススメです。

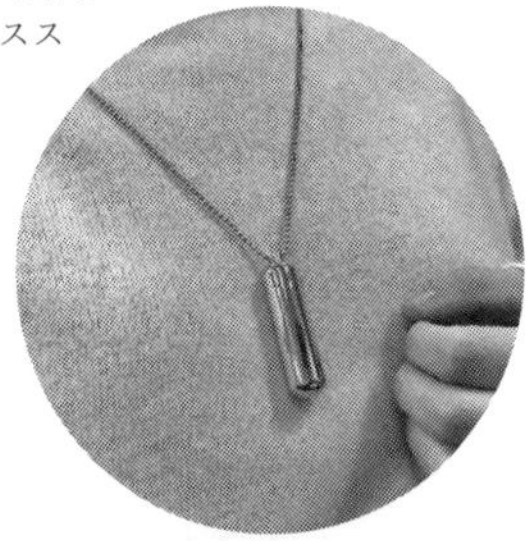

●カラー：シルバー　●仕様：［C型］SUS（光輝処理）、直径1.3×縦4.3㎝、重量約23ｇ、CMC充填量500㎎、［D型］アルミニウム（表面：耐食・耐摩耗性のアルマイト加工）、直径1.4×縦5.75㎝、重量約14ｇ、CMC充填量1ｇ　●有効期限：半永久的
※重量はいずれもチェーン含む。